L'eugénisme de la Puériculture d'Adolphe Pinard

Collection Racisme et Eugénisme
dirigée par Michel Prum

La collection « Racisme et eugénisme » se propose d'éditer des textes étudiant les discours et les pratiques d'exclusion, de ségrégation et de domination dont le corps humain est le point d'ancrage. Cette problématique du corps fédère les travaux sur le racisme et l'eugénisme, mais aussi sur les enjeux bioéthiques de la génétique. Elle s'intéresse à toutes les tentatives qui visent à biologiser les rapports humains à des fins de hiérarchisation et d'oppression. La collection entend aussi comparer ces phénomènes et ces rhétoriques biologisantes dans diverses aires culturelles, en particulier l'aire anglophone et l'aire francophone. Tout en mettant l'accent sur le contemporain, elle n'exclut pas de remonter aux sources de la pensée raciste ou de l'eugénisme. Elle peut enfin inclure des ouvrages qui, sans relever véritablement de l'étude du racisme, analysent les relations entre les différents groupes d'une société du point de vue de l'ethnicité.

Parmi les 58 ouvrages déjà publiés dans la collection :
Florence Binard, *Les Mères de la Nation, Féminisme et eugénisme en Grande-Bretagne.*
Marius Turda, *Modernisme et Eugénisme.*
John Ward, *Le Mouvement américain pour l'hygiène mentale (1900-1930).*
Henri Nahum, *La Médecine française et les Juifs (1930-1945).*
Hines Mabika Ognandzi, *Médicaliser l'Afrique.*
Florence Binard et Michel Prum (dir.), *Minorités et Société.*
Florence Binard et Michel Prum (dir.), *Minorités et minoritaires*
Gilles Teulié, *Aux origines de l'apartheid.*
Maryse Fauvel, *Exposer l'Autre.*
Sophie Geoffroy et Michel Prum (dir.), *Darwin dans la bataille des idées.*
Georges Letissier et Michel Prum (dir.), *L'Héritage de Charles Darwin dans les cultures européennes.*

François SECCO

L'EUGENISME DE LA PUERICULTURE D'ADOLPHE PINARD

Modeler l'individu pour améliorer l'humanité

L'Harmattan

5-7, rue de l'École-Polytechnique ; 75005 Paris

http://www.editions-harmattan.fr

ISBN : 978-2-343-24438-9

EAN : 9782343244389

Je tiens à remercier tout particulièrement,

Stéphane Zygart, pour ses retours et conseils avisés ;

Alyson Guillalot et Ewen Legrand, pour leur bienveillance et soutien ;

Noëlla Depoire, pour ses relectures et son aide très précieuse.

Introduction

> « Alors que le cœur de chacun de nous murmure sans cesse, ou crie : « Vive la France », la réalité, la vérité, m'imposent le devoir de vous dire :
>
> La France est au plus mal, la France se meurt ! »[1].

La France, mourir ? Disparaître ? Quel est le danger qui la guette ? Adolphe Pinard, auteur de ces mots, partage sa crainte au sujet d'un phénomène de dégénérescence qui frapperait la France en cette fin de XIXe siècle et ce début de XXe siècle. Le terme dégénérescence est popularisé en France à la suite de la publication par Bénédict Morel du *Traité des dégénérescences physiques, intellectuelles, et morales de l'espèce humaine* en 1857[2]. Morel utilise le concept pour décrire la « déviation de ce type primitif qui renfermerait en lui-même les éléments de continuité de l'espèce »[3]. Cette déviation est provoquée par des agents externes (nourriture, climats, etc.) et peut aboutir, à l'issue de plusieurs générations, à un stade de dégénérescence avancé qui engendre l'infécondité et la disparition de la lignée[4]. La notion introduite par Morel fait alors intervenir l'hérédité comme processus central de transmission de la déviation entre les générations qui peut alors s'étendre à l'ensemble de l'espèce humaine. La notion définie par Morel est ensuite récupérée par d'autres scientifiques et sciences qui, du fait du progrès dans les connaissances apportées par les travaux de Darwin et Wallace, associent la dégénérescence à une évolution négative qui handicape l'individu et l'espèce affectés dans la lutte pour la

---

[1] Adolphe PINARD *in* Louis PORTES, *Éloge du professeur Adolphe Pinard (1844-1934) : prononcé à la clinique Baudelocque, le 12 novembre 1943*, Paris, Masson, 1943, p. 22, URL complète en biblio.

[2] Bénédict Augustin MOREL, *Traité des dégénérescences physiques, intellectuelles et morales de l'espèce humaine*, Paris, Jean-Baptiste Baillière, 1857.

[3] *Ibid.*, p. 2.

[4] Anne CAROL, *Histoire de l'eugénisme en France : Les médecins et la procréation, XIXe-XXe siècle*, Paris, Seuil, L'Univers historique, 1995, p. 91.

survie[5]. Elle concourt à la formation de nouveaux paradigmes, voire à de nouvelles sciences dans la seconde moitié du XIXe et dans la première moitié du XXe siècle en Europe qui entendent étudier le vivant, le fonctionnement des sociétés, de groupes d'individus, et plus précisément de l'individu et de sa santé. La médecine est l'une de ces disciplines. L'« hérédité », au centre du processus de dégénérescence, n'est pas un mot utilisé par les médecins français qui préfèrent jusqu'alors le terme « héréditaire »[6]. L'utilisation du mot « hérédité » s'inscrit en réalité dans un contexte de bouleversement paradigmatique des sciences du vivant. La France se distingue en effet d'autres pays européens comme la Prusse, puis l'Allemagne, ou le Royaume-Uni par une réflexion sur l'évolution des espèces dominée non pas par *L'Origine des* espèces,[7] mais par les néo-lamarckiens[8]. Les partisans de ce mouvement présentent leurs travaux comme une actualisation des travaux transformistes de Jean-Baptiste de Lamarck qui théorisait l'acquisition de modifications par l'individu propagées et conservées d'une génération à l'autre[9]. Cette acquisition n'est pas pensée comme l'apparition aléatoire de mutations, par exemple, comme chez Darwin, mais bien comme un changement interne en lien avec l'environnement. De ce fait, les néo-lamarckiens considèrent, d'une part, que les caractères sont acquis dans une perspective adaptative au moins partiellement volontaire et, d'autre part, que l'environnement est déterminant dans la formation de ces caractères. Jean Gayon

---

[5] Ian DOWBIGGIN, « Degeneration and hereditarianism in French mental medicine 1840–90: psychiatric theory as ideological », *in* W. F BYNUM, Roy PORTER et Michael SHEPHERD (dir.), *The Anatomy of Madness: Essays in the History of Psychiatry*, London, Routledge, 1985, p. 336 ; Anne CAROL, *Histoire de l'eugénisme en France*, *op. cit.*, p. 93.

[6] Jean GAYON, « « Hérédité des caractères acquis » », *in* Jean GAYON (dir.), *Lamarck, philosophe de la nature*, Presses Universitaires de France, 2006, pp. 105-163, p. 106.

[7] Charles DARWIN, *L'Origine des espèces*, Edmond BARBIER (trad.), Sixième édition., Librairie C. REINWALD, Schleicher Frères éditeurs, traduction par Edmond Barbier, 1906 [1872].

[8] William H. SCHNEIDER, « Toward the Improvement of the Human Race: The History of Eugenics in France », *The Journal of Modern History*, 1982, vol. 54, nº 2, pp. 268-291.

[9] Jean-Baptiste LAMARCK, *Philosophie zoologique*, Paris, Dentu, 1809.

montre que l'action de plusieurs acteurs, scientifiques et philosophes comme Auguste Comte[10], contribue à l'apparition d'un « terme » que n'utilisait pas Lamarck, à savoir l'« hérédité des caractères acquis »[11]. Ce « terme » adopté par les médecins à la fin du siècle et le passage du mot « héréditaire » à son substantif « hérédité » traduisent un glissement dans la manière dont les médecins français comprennent l'hérédité dans leur discipline. Elle ne désigne plus uniquement les maladies héréditaires, mais la cause de phénomènes biologiques, pathologiques ou non[12]. La France connaît alors, parallèlement à l'effervescence des travaux des néo-lamarckiens, un bouleversement dans la manière dont sont envisagées les études médicales.

C'est précisément pendant cette période qu'Adolphe Pinard devient médecin. Premier des cinq enfants d'une famille de Méry-sur-Seine né en 1844, il arrive à Paris après l'obtention de son certificat d'études à 18 ans. Inscrit en médecine, il est aide-major durant la guerre franco-prussienne de 1870-1871. Il devient interne en médecine auprès de l'obstétricien Stéphane Tarnier en 1871 avant de devenir docteur en 1874[13] puis agrégé en 1878, accoucheur des hôpitaux en 1882 et enfin titulaire d'une chaire d'accouchement de la Faculté de Médecine de Paris[14]. Pinard est, à son époque, considéré comme l'un des plus importants obstétriciens en France et dans le monde[15]. Il grandit donc au moment où se produit l'importation des théories néo-lamarckiennes en médecine et entre dans la vie adulte au moment où se produit la guerre franco-prussienne dont l'issue produit en France une peur du déclin. Cette crainte connaît plusieurs sources en dehors de la défaite militaire qui, il faut le noter, aboutit à

---

[10] Jean GAYON, « « Hérédité des caractères acquis » », *op. cit.*, p. 163.

[11] *Ibid.*, p. 105.

[12] *Ibid.*, p. 110.

[13] Henry COSSIRA, « Le Pr Pinard, Puériculteur », *Le Monde illustré*, 10 mars 1934, p. 2.

[14] P M DUNN, « Adolphe Pinard (1844-1934) of Paris and intrauterine paediatric care », *Archives of Disease in Childhood - Fetal and Neonatal Edition*, 13 octobre 2005, vol. 91, nº 3, pp. F231-F232, doi:10.1136/adc.2005.074518.

[15] William H. SCHNEIDER, « Toward the Improvement of the Human Race », *op. cit.*, p. 278.

l'expression d'un sentiment national durant la IIIe République[16]. Une deuxième source est économique et fait suite au krach de la bourse de Vienne de 1873 dont les répercussions atteignent la France. La démographie est une troisième source. En effet, la France connaît à la fin du XIXe un faible taux de natalité comparativement aux pays voisins, car elle traverse la dernière phase de sa transition démographique débutée au XVIIIe siècle[17]. Ce taux de natalité cristallise la peur des personnalités scientifiques[18] et politiques[19]. Dans ce contexte, Pinard mène, notamment avec son maître Tarnier et son collègue Pierre-Constant Budin, des activités et recherches dans le but d'agir sur les statistiques démographiques. Une de leurs actions porte notamment sur la réduction de la mortalité infantile. C'est avec cette préoccupation que Pinard fait une présentation à l'Académie de médecine le 26 novembre 1895 intitulée *La Puériculture intra-utérine*[20]. La communication porte sur une observation de l'obstétricien. Il remarque que, dans les asiles, les femmes enceintes, qui avaient arrêté de travailler avant leur grossesse, ont accouché d'enfants plus gros que les femmes qui avaient continué à travailler jusqu'à leur accouchement. Cette simple observation fait comprendre à Pinard que le repos, et plus généralement les activités de la femme durant sa grossesse, affectent le fœtus et son développement. Cette idée est novatrice à l'époque[21] et amène Pinard à s'intéresser aux conditions

---

16 Eric DESMONS, « La République belliqueuse : La guerre et la constitution politique de la IIIe République », *Revue Française d'Histoire des Idées Politiques*, 2002, vol. 15, n° 1, p. 113, doi:10.3917/rfhip.015.0113.

17 Étienne VAN DE WALLE, « La fécondité française au XIXe siècle », *Communications*, 1986, vol. 44, n° 1, pp. 35-45, doi:10.3406/comm.1986.1653.

18 Jacques BERTILLON, *La Dépopulation de la France : ses conséquences, ses causes, mesures à prendre pour la combattre*, Paris, Félix Alcan, Bibliothèque générale des sciences sociales, n° XXXVIII, 1911 ; Jacques BERTILLON, *Le problème de la dépopulation*, 1897.

19 Jules SIMON, *De l'Initiative privée et de l'État en matière de réformes sociales : conférence faite au Grand-Théâtre de Bordeaux, le 7 novembre 1891*, Bordeaux, impr. de G. Gounouilhou, 1892.

20 Adolphe PINARD, « Note pour servir à l'histoire de la puériculture », *Revue d'hygiène*, 1895.

21 William H. SCHNEIDER, *Quality and quantity: The Quest for Biological Regeneration in Twentieth-Century France*, Cambridge; New York, Cambridge University Press, Cambridge history of medicine, 1990, p. 68.

d'optimisation de la santé des nouveau-nés à travers le mot qu'il extirpe de l'oubli : la puériculture. La définition qu'il apporte forme le fondement du reste de son activité jusqu'à sa mort en 1934. La Puériculture désigne « La science ayant pour but la recherche des connaissances relatives à la reproduction, à la conservation et à l'amélioration de l'espèce humaine »[22]. Cette définition élargit considérablement le champ d'action de cette nouvelle science. Loin de se contenter de recommander le repos des femmes enceintes, l'obstétricien définit trois chapitres de la recherche et de l'action de la puériculture :

> « Puériculture avant la procréation
>
> Puériculture de la procréation à la naissance
>
> Puériculture après la naissance »[23].

La puériculture s'intéresse donc à l'« enfant » avant même la formation de l'embryon. Cet élément la rapproche de la définition de l'eugénisme, concept défini au même moment. Eugénisme ou eugénique (*eugenics*), qui signifie selon son étymologie grecque « bien naître », est un terme forgé par Francis Galton en 1883 qu'il définit par « l'étude des facteurs socialement contrôlables qui peuvent élever ou abaisser les qualités raciales des générations futures, aussi bien physiquement que mentalement »[24]. Si Pinard ne cite pas Galton avant 1912, il indique à l'occasion du premier Congrès international eugénique qui se tient à Londres que l'eugénisme correspond en réalité à ce qu'il appelle la puériculture avant la procréation[25]. Parti d'une volonté de limiter la mortalité infantile,

---

[22] Adolphe PINARD, « De la puériculture », *in Bulletin des Amis de l'Université (extrait)*, Lyon, Société des Amis de l'Université Lyonnaise, 1908, p. 6.
[23] Adolphe PINARD, « De la dépopulation en France », *Revue scientifique*, 1910, vol. 48, nº 2, pp. 129-133, p. 132.
[24] Francis GALTON *in* Anne CAROL, *Histoire de l'eugénisme en France*, *op. cit.*, p. 9.
[25] Adolphe PINARD, « Considérations générales sur « La Puériculture avant la procréation » (Résumé.) », *in Problems in Eugenics: Papers Communicated to*

Adolphe Pinard annonce alors un projet d'une ampleur bien plus grande et dont l'une des composantes est résolument eugéniste. La renommée académique nationale et internationale de Pinard permet au médecin et à ses disciples de faire la promotion de cette science embryonnaire, de mener des thèses et autres recherches médicales et ainsi d'installer la puériculture dans le champ médical. De plus, Pinard, toujours prêt à propager ses idées et thèmes de réflexion, leur donne un éclairage politique en devenant député de 1919 à 1928. Au sein du groupe du Parti radical, il défend des propositions issues des conclusions des recherches menées dans le cadre de la puériculture et tente d'influencer les gouvernements pour que la puériculture devienne une politique de santé publique de la France. Sa participation à de nombreuses conférences et associations scientifiques ainsi que la présidence de la Société française d'eugénique qu'il assure[26] parachèvent l'institutionnalisation et la popularisation de sa science. L'extension de la recherche à la dimension prénatale attire autour de lui de nombreux scientifiques eugénistes, à l'instar des membres de la Société française d'eugénique, ce qui explique en partie le succès de la puériculture.

La puériculture avant la procréation est intimement liée à l'hérédité telle qu'elle est conçue par les néo-lamarckiens. Pinard cite en effet « la loi de Lamarck, l'hérédité et ses lois, la loi naturelle en vertu de laquelle tous les êtres vivants, végétaux et animaux, tendent à se répéter dans leurs descendants qui héritent de leurs propriétés, qualités naturelles ou acquises »[27]. De ce fait, l'eugénisme de Pinard entend, par l'action sur l'environnement, ou, pour reprendre ses mots, « le terrain », améliorer l'espèce humaine.

Cependant, pourquoi Pinard trouve-t-il pertinent d'ajouter une dimension eugéniste à son programme ? Surtout, pourquoi la France se meurt-elle ? La réponse à ces deux questions tient en

---

the First International Eugenics Congress Held at the University of London, July 24th to 30th, 1912, London, 1912, p. 457.

[26] William H. SCHNEIDER, *Quality and Quantity*, *op. cit.*, p. 99.

[27] Adolphe PINARD, « Des rapports de l'hygiène avec l'instruction et l'éducation », *Revue scientifique*, 1901, vol. 38, n° 2, 4 - tome XVI, pp. 449-456, p. 456.

une notion : la civilisation. Comme tous les eugénistes français de son époque, Pinard est préoccupé par la dégénérescence que son pays, voire l'espèce humaine, connaîtrait et par l'atteinte d'un point de non-retour, c'est-à-dire un niveau de dégénérescence qui empêcherait toute possibilité de régénération. La responsabilité de la civilisation, définie comme « l'ensemble des éléments d'une vie sociale organisée, qui ont assuré à l'humanité sa prépondérance sur les autres animaux et la domination de la terre »[28], dans cette possibilité catastrophique pour l'avenir de l'humanité tient au fait qu'elle extrait, au moins partiellement, les humains des règles de la nature. Pour le médecin, la civilisation est un progrès de l'humanité qu'il ne s'agit pas d'effacer, mais qui perturbe le processus de sélection naturelle en permettant aux éléments jugés imparfaits de vivre et de procréer, donc de transmettre leurs imperfections : « l'humanité a introduit dans les relations humaines un élément nouveau : LE RESPECT DE CHAQUE PERSONNALITÉ HUMAINE »[29]. Ce respect, que Pinard appelle l'« état social », vice « la sélection qui est essentiellement la survivance des forts »[30].

Ce phénomène se produit, car le respect entraîne l'aide aux individus « faibles » qui, selon Pinard, succomberaient à l'état naturel. Le développement des sociétés humaines s'accompagne ainsi d'un déplacement des problématiques de conservation de l'espèce à celle de l'individu :

---

[28] Adolphe PINARD, « De l'Eugennétique », *Annales de gynécologie et d'obstétrique*, 1912, IX, n° 1, deuxième série, pp. 705-717, p. 713.

[29] *Ibid.*, p. 707.

[30] *Ibid.* Dans le reste du règne animal, cette sélection est illustrée par Pinard par le biais d'une comparaison avec des animaux de troupeau : « nous savons que les éleveurs prouvent expérimentalement l'existence et la puissance de cette loi biologique qui s'appelle l'*hérédité*. Lorsqu'ils veulent conserver et améliorer une race, ils choisissent les reproducteurs des deux sexes les mieux développés, les plus sains, les plus vigoureux, les plus beaux, et les produits de ces animaux ainsi choisis, ainsi sélectionnés se montrent presque tous avec les qualités de leurs parents ». Adolphe PINARD, « À la jeunesse, pour l'avenir de la race française », *Ligue Nationale Française contre le Péril Vénérien*, 1925, p. 4.

> « La société a voulu que chaque être humain eût les mêmes droits à la vie, quelles que fussent son infirmité et son *infimité*.
>
> Quand une femme met au monde un enfant débile, au lieu de l'abandonner, elle s'obstine à le faire vivre et lui prodigue des soins attendris. Ainsi, font les sociétés humaines : elles ont, pour tous les malheureux, l'attendrissement de cette mère. Non seulement elles ne condamnent pas, mais elles entourent de soins multipliés les rachitiques, les scrofuleux, les aveugles, les sourds-muets »[31].

La civilisation, le propre de l'humanité, est donc, selon le puériculteur, la cause de la possible disparition de la France et de l'humanité. La manifestation individuelle de la dégénérescence est ici une maladie, une faiblesse physique, ou plus généralement une « débilité ». L'eugénisme de la puériculture avant la procréation se construit alors autour de la problématique d'une amélioration qualitative biologique de la population, les manifestations citées ci-dessus étant considérées comme des imperfections, des handicaps naturels, des traits parfois faibles, mais également dangereux, car transmissibles. Cette transmission est d'autant plus facile à réaliser que la civilisation « a perverti plus encore la sélection sexuelle. Le mariage est devenu fonction sociale au lieu d'être fonction naturelle, apte à la conservation d'une race forte, et les unions libres sont rarement soucieuses d'être fécondes. » [32] . En effet, la faille de la civilisation est, d'après Pinard, qu'elle « civilise », perfectionne et encadre, les instincts à l'exception de l'instinct de reproduction :

> « Qu'a-t-on fait pour civiliser l'instinct de reproduction ? Absolument rien. Cet instinct, de tous le plus puissant, et je ne crains pas de le dire, le plus noble, puisqu'il est le salut de l'Espèce, puisqu'il a pour mission d'en assurer la conservation, on ne s'en est point préoccupé. On l'a décoré de ce beau nom,

[31] Adolphe PINARD, « De l'Eugennétique », *op. cit.*, p. 707.
[32] *Ibid.*

l'Amour, et on le laisse agir comme un inconscient, comme un fou, c'est-à-dire comme un *criminel* trop souvent ! »[33].

Le médecin considère donc que s'arrêter aux soins et au repos des femmes enceintes et des nouveau-nés ne saurait suffire et s'attaque alors aux causes de l'apparition de ce qu'il appelle des « tares » chez les procréateurs eux-mêmes. Pour ce faire, le médecin présente les fléaux que chacun doit combattre. Il s'agit notamment des maux que les hygiénistes pointent comme les principaux dangers que la société française rencontre[34]. Ainsi, eugénisme et hygiénisme s'entrelacent pour Pinard comme pour les autres eugénistes français[35]. Le premier définit l'hygiène comme « *la science qui étudie les rapports de l'homme avec le monde extérieur et qui a pour but d'assurer le complet et régulier développement de l'individu et de l'espèce* »[36]. Il fait de l'hygiène le principe rationnel qui doit gouverner chaque procréation : « A l'époque où la déesse Hygie, où l'hygiène devraient présider à toutes les procréations humaines, on s'en remet uniquement au dieu Hasard »[37]. L'association entre eugénisme et hygiénisme s'effectue dans la continuité des préoccupations hygiénistes en France au cours du XXe siècle[38] qui font de l'hygiène un mouvement multidisciplinaire, que ce soit en pharmacologie, science politique ou encore en architecture[39].

---

[33] Adolphe PINARD, « À la jeunesse, pour l'avenir de la race française », *op. cit.*, p. 8.

[34] De nombreuses figures, notamment médicales, se considèrent ou sont considérées comme hygiénistes, à l'instar d'Émile Leredde, Sicard de Plauzoles ou encore Henri Gougerot. Voir Virginie DE LUCA BARRUSSE, « Natalisme et hygiénisme en France de 1900 à 1940: L'exemple de la lutte antivénérienne », *Population*, 2009, vol. 64, n° 3, pp. 531-560, doi:10.3917/popu.903.0531.

[35] Anne CAROL, *Histoire de l'eugénisme en France, op. cit.*

[36] Adolphe PINARD, « Des rapports de l'hygiène avec l'instruction et l'éducation », *op. cit.*, p. 450.

[37] Adolphe PINARD, « À la jeunesse, pour l'avenir de la race française », *op. cit.*, p. 5.

[38] Gérard JORLAND, *Une société à soigner : hygiène et salubrité publiques en France au XIXe siècle*, Paris, Gallimard, Bibliothèque des histoires, 2010.

[39] Isabelle CAVE, « Hygiène, hygiénisme et politique de la santé publique à la fin du XIXème siècle en France », *Histoire des Sciences médicales*, 2015, vol. 49, n° 1, pp. 115-124, p. 117.

La place qu'occupait Pinard et ses nombreuses interventions en ont fait un auteur cité et discuté de nombreuses fois dans des articles qui font de lui l'un des précurseurs de l'eugénisme en France[40], celui qui a permis l'installation durable de l'eugénisme dans ce pays[41] et une figure représentative et influente de l'eugénisme en France qui se caractérise par son attention portée à la procréation[42]. Le puériculteur a ainsi notamment été analysé en histoire des sciences, dont l'histoire de la médecine[43], et plus précisément celle de l'eugénisme. L'étude de l'eugénisme en France commence et se concentre dans la période qui s'étend des années 1980, avec les travaux de Jacques Léonard[44], à la fin des années 1990. Ces travaux montrent que, si l'eugénisme est introduit en France par des anthropologues et statisticiens néo-malthusiens[45], la notion est récupérée par le monde médical qui se caractérise par sa volonté d'intervention dans la procréation[46]. Cette surreprésentation des médecins dans le mouvement eugéniste en France constitue une caractéristique par rapport à l'eugénisme anglo-saxon ou allemand. Avec, entre autres, la prégnance des théories néo-lamarckiennes, la singularité de l'eugénisme en France fait écrire à William H. Schneider qu'il

---

[40] Pierre-André TAGUIEFF, « Eugénisme ou décadence ? L'exception française », *in* Gilbert MERLIO (dir.), *Ni gauche, ni droite*, Maison des Sciences de l'Homme d'Aquitaine, 1995, pp. 31-58, doi:10.4000/books.msha.19804 ; William H. SCHNEIDER, « Toward the Improvement of the Human Race », *op. cit.*

[41] William H. SCHNEIDER, *Quality and Quantity*, *op. cit.*, p. 68.

[42] Anne CAROL, *Histoire de l'eugénisme en France*, *op. cit.*

[43] Nadine LEFAUCHEUR, « La Puériculture d'Adolphe Pinard, une voie française de l'eugénisme », *in* Michel MANCIAUX et Ginette RAIMBAULT (dir.), *Enfance menacée*, Éditions de l'INSERM., 1992.

[44] Jacques LEONARD, « Les Origines et les conséquences de l'eugénique en France », *Annales de démographie historique*, 1986, vol. 1985, n° 1, pp. 203-214, doi:10.3406/adh.1986.1633.

[45] Alain DROUARD, « Aux origines de l'eugénisme en France : le néo-malthusianisme (1896-1914) », *Population (French Edition)*, mars 1992, vol. 47, n° 2, p. 435, doi:10.2307/1533917.

[46] Anne CAROL, « Médecine et eugénisme en France, ou le rêve d'une prophylaxie parfaite (XIXe - première moitié du XXe siècle) », *Revue d'histoire moderne et contemporaine*, 1996, vol. 43, n° 4, pp. 618-631, doi:10.3406/rhmc.1996.1842 ; Anne CAROL, *Histoire de l'eugénisme en France*, *op. cit.*

est possible d'évoquer un « eugénisme français »[47] ; tandis que Marius Turda et Aaron Gillette évoquent un « eugénisme latin », regroupant les eugénistes des pays qui partagent l'héritage de Rome en commun et la volonté de moderniser l'État sans toucher aux traditions familiales[48], dont Pinard est l'un des principaux représentants[49]. Ces travaux permettent de mieux comprendre le contexte de la formation, la place et les caractéristiques de l'eugénisme de Pinard.

Cependant, la littérature ne semble pas suffisamment décrire les effets de la puériculture sur la représentation du sujet qu'elle renvoie. Effectivement, la puériculture produit un discours sur les individus (homme, femme, enfant) et sur les couples[50] ainsi que sur les relations individu-société. L'humain est au cœur de la puériculture. C'est par définition une science de l'humain, son apparition et sa reproduction. Pourtant, ce discours a principalement été étudié sous l'angle des moyens imaginés par le puériculteur, en lien avec les paradigmes et limites de l'époque, pour atteindre son objectif. En revanche, il a peu été analysé sous l'angle des implications théoriques, morales, éthiques et politiques de son programme eugéniste sur le sujet, ses rapports avec autrui et avec la société. Or, ces domaines semblent primordiaux pour comprendre une science qui prétend manipuler la vie dans le but de modifier l'espèce humaine. De plus, la puériculture est conceptualisée et consolidée durant la IIIe république qui se construit comme un régime qui se veut démocratique et libéral. Deux des éléments sur lesquels repose ce régime nous intéressent.

Le premier est le concept d'individu attaché aux Lumières du XVIIIe siècle défini comme un sujet autonome, c'est-à-dire doué d'une raison et d'intérêts qui lui permettent de s'émanciper des institutions sociales et politiques traditionnelles. L'individu est

---

[47] William H. SCHNEIDER, *Quality and Quantity*, *op. cit.*

[48] Marius TURDA et Aaron GILLETTE, *Latin Eugenics in Comparative Perspective*, London, Bloomsbury Academic, An imprint of Bloomsbury Publishing Plc, 2014.

[49] Marius TURDA, « Unity in Diversity. Latin Eugenic Narratives in Europe, c. 1910s-1930s », *Contemporanea*, 2017, n° 1, pp. 3-30, p. 9, doi:10.1409/85978.

[50] Le couple est néanmoins plus conçu comme un groupe de deux individus qu'une entité à la nature particulière.

alors pensé comme le centre de gravité du système politique, économique, juridique et social. C'est à partir de lui que sont pensées, théoriquement, les politiques publiques dans le but de garantir les conditions de possibilité de son émancipation[51]. Ce premier principe fonde ce qui est appelé l'« individualisme » qui correspond à une référence employée par Pinard dans un sens différent. Le second élément est l'influence du positivisme de Comte compris à travers la lecture d'Émile Littré. Les personnalités politiques de la IIIe république sont en effet animées par la crainte d'une dissolution des structures sociales, notamment la nation, du fait de l'individualisme, ainsi que la croyance dans la capacité du progrès scientifique à apporter le progrès social. L'action du savant est donc primordiale puisque sa recherche a pour finalité d'améliorer les conditions d'existence[52]. La puériculture apparaît donc à une période au cours de laquelle la science est pensée comme un outil qui permet à l'humanité d'améliorer son avenir, mais aussi à une période au cours de laquelle l'individu et la cohésion nationale sont les priorités des politiques publiques. La puériculture se positionne alors nécessairement vis-à-vis de ces objectifs et de cette représentation de la société et des parties qui la composent.

Il convient donc de se demander comment, à partir d'un projet de correction de la lacune structurelle propre à toute société humaine, est construite une représentation spécifique de la nature de l'individu et de ses rapports avec autrui et la société et quelles en sont les conséquences sur les populations. Autrement dit, quelles sont les caractéristiques intrinsèques de l'individu élaborées à travers la Puériculture ? Comment sont différenciés les individus et comment sont-ils intégrés dans la communauté imaginée par la puériculture ? Comment ces représentations se traduisent-elles politiquement et physiquement ?

Cette étude a pour ambition d'effectuer une étude globale de la puériculture pour répondre à notre questionnement. Il serait tentant de ne vouloir prendre en considération que le premier

---

[51] Yves CITTON et Laurent LOTY, « Penser ensemble les rapports entre individus et communautés à l'époque des lumières », *Dix-huitième siècle*, 2009, vol. 41, n° 1, pp. 4-26, doi:10.3917/dhs.041.0004.

[52] Olivier NAY, *Histoire des idées politiques: la pensée politique occidentale de l'Antiquité à nos jours*, Deuxième édition., 2019, p. 389-392.

chapitre de cette science, les autres se caractérisant sur une attention apparemment plus consensuelle portée au bien-être de l'enfant, qui concentre le programme eugéniste de la puériculture. Or, la Puériculture fonctionne comme un système où chaque partie alimente les autres. C'est une théorie sociale. Il est donc nécessaire de l'analyser dans la globalité que nous offrent les travaux de Pinard. Nous aurons ainsi recours aux textes d'Adolphe Pinard comme source principale d'analyse. Le commentaire de ses textes sera enrichi de la littérature académique disponible qui, comme nous l'avons indiqué, se concentre notamment en histoire de la médecine, ainsi que de textes des contemporains de l'obstétricien. L'objectif de ce travail n'est pas d'apporter une critique morale ou éthique du système social que prône le médecin, mais d'en comprendre les fondements médicaux, politiques et moraux et d'analyser ses conséquences théoriques et historiques sur l'individu. La puériculture est comprise dans cette recherche comme une science biopolitique, c'est-à-dire une science qui entraîne et promeut l'exercice d'un pouvoir sur la vie des individus. Notre recherche nous amènera à établir des comparaisons entre Adolphe Pinard et d'autres auteurs qui lui sont contemporains. Cette contemporanéité est définie en fonction de la date de publication des textes de ces auteurs, qui doit être comprise entre 1895 et 1939.

La première partie de cette étude décrit la puériculture comme une théorie de l'organisation de la vie de et dans la société sur la base de la préoccupation de la disparition de la civilisation, voire de l'humanité. Cette étude aboutit à une meilleure compréhension des différents acteurs, passifs ou actifs, du projet de la puériculture, leur rôle et la manière dont la société doit agir pour qu'ils soient en mesure de le remplir. À l'issue de cette partie, une distinction entre deux domaines de la puériculture, basés sur deux principes, formera l'objet des réflexions de la partie suivante.

L'analyse des propositions de Pinard sous l'angle de ces deux principes permet, dans une seconde partie, de mettre en évidence les différences de la puériculture, en tant que programme eugéniste, avec d'autres pensées eugénistes, françaises comme étrangères. Cette documentation s'effectue dans le but de montrer les singularités de la puériculture dans le champ eugéniste, mais aussi les limites qui lui sont inhérentes. Le projet d'amélioration de la communauté et d'émancipation de l'individu se heurte en effet à la présence d'un État et d'un corps médical trop puissamment dotés lorsque l'ensemble des propositions de Pinard est pris en compte. Une autre critique du projet de Pinard peut également être adressée à partir du mouvement eugéniste contemporain.

1. Un nouveau paradigme d'organisation sociale

La théorie eugéniste que déploie Adolphe Pinard a comme particularité sa focalisation sur l'enfant, avant et après sa naissance. L'enfant, perçu comme le produit direct de l'Instinct de Reproduction, constitue l'élément central à partir duquel il construit sa réflexion et détermine l'organisation que la société doit adopter. Partant d'une définition de la civilisation comme entravant intrinsèquement le processus de sélection naturelle qu'il conviendrait de restituer artificiellement, Pinard étudie donc principalement les perturbations que la vie en société peut entraîner pour le développement de l'enfant. Il se retrouve de fait être l'instrument de mesure de l'éloignement de la civilisation par rapport au processus de sélection naturelle ou, en d'autres termes, du niveau de civilisation de l'Instinct de Reproduction. Le médecin scrute alors les phénomènes jugés néfastes pour l'enfant, c'est-à-dire les phénomènes qui accroissent le risque de développement de capacités considérées comme négatives, soit empêchant la formation d'enfants vigoureux, dans le cadre des trois thématiques données par la définition de la puériculture.

Une première sous-partie s'attèle à décrire comment Adolphe Pinard propose une organisation et des recommandations alimentées par ses recherches aptes selon lui à améliorer le capital biologique de la population de manière à pallier les lacunes de la civilisation. Un deuxième temps est consacré à l'analyse des conséquences conceptuelles et matérielles de la configuration de la société imaginée par Pinard sur les groupes sociaux et leurs pratiques. Une dernière division vise à étudier la dimension morale que Pinard donne à son projet qui fonctionne comme un système de justifications individuelles et collectives du recours à un eugénisme qualitatif qui se caractérise par son inclusivité.

1.1. Amélioration qualitative de la population par la Puériculture

Pour améliorer durablement la population, Pinard cherche à intervenir au plus tôt du processus de ce qui est conceptualisé comme une production de l'enfant, à savoir avant la procréation. Toutefois, sa démarche ne s'arrête pas à une dimension qui réduirait son champ d'action aux individus qui composent un couple et imagine un système dont l'action se déroule à tous les moments clefs de la vie.

1.1.1. Principes prophylactiques et Eugennétique

« *Prévenir je puis, guérir ne sais* »[53].

La prophylaxie consiste en l'ensemble des mesures qui visent à prévenir l'apparition et le développement de maladies. Adolphe Pinard fait correspondre la prophylaxie à la puériculture avant la procréation. Elle est le levier principal sur lequel il essaie de s'appuyer pour contrecarrer la dégénérescence de la population et constitue l'axe sans lequel il est impossible d'inverser la tendance décliniste du patrimoine biologique humain :

> « C'est en faisant ainsi de la puériculture avant la procréation, c'est-à-dire en faisant de la prophylaxie, qu'on arrivera à diminuer le nombre de déchets sociaux, des informes, des idiots, des dégénérés. [...] L'avenir de la race est en grande partie sous la dépendance de la puériculture avant la procréation. »[54].

La prophylaxie promue par Pinard se traduit par la justification d'une série de recommandations dont l'action porte sur la vie

---

[53] Adolphe PINARD, « De la conservation et de l'amélioration de l'espèce », *Revue scientifique*, 1899, vol. 11, n° 6, 4, pp. 167-174, p. 168.
[54] *Ibid.*, p. 174.

privée des individus, sous-tendue par une assimilation de l'enfant à un produit agricole. Cette comparaison avec la nature est poursuivie par Pinard dans une tentative de rendre son discours neutre, voire purement descriptif.

1.1.1.1. Une production agricole de l'enfant

La puériculture est un mot emprunté par Adolphe Pinard à Alfred Caron qui utilise le terme en 1865 avec la définition suivante : « science qui apprend à élever physiologiquement les enfants » ou encore « La puériculture est à la santé des enfants ce que l'agriculture est à la fertilité du sol »[55]. Deux éléments peuvent être déterminés à partir des définitions retenues par Pinard.

Le premier élément est le travail de transformation de la notion par Pinard. En effet, la définition originale, par les mots « élevés » et « enfants », semble se borner à ce que Pinard nomme la puériculture après la naissance. Il est ainsi intéressant d'apprendre le travail que le médecin a effectué sur la notion qu'il reprend. Celui-ci élargit les thèmes de recherches initiaux et change sa définition. Dès lors, pourquoi ne pas avoir construit un nouveau mot ? Nous croyons que la raison tient à la permanence d'une conception du développement de l'enfant qui fait l'objet du second élément.

Le second élément concerne la deuxième définition citée par Pinard. Le parallèle avec l'agriculture fait écho à la légende populaire qui indique que les garçons naissent dans les choux. La puériculture d'Adolphe Pinard est d'ailleurs associée à cette légende qui renvoie à un imaginaire français attribuant des vertus de fertilité à la terre[56]. Il est notamment illustré par le court-métrage d'Alice Guy *La Fée aux choux* tourné en 1896. Ce parallèle est tel que Jane Ellen Crisler affirme que la puériculture

---

[55] Adolphe PINARD, « De la puériculture », *op. cit.*, p. 5.

[56] Jocelyne BONNET, « NAITRE DANS LES CHOUX : Une approche ethnologique de ce mythe culturel », *Civilisations*, 1987, vol. 37, n° 2, pp. 103-118.

n'est que l'équivalent humain de l'agriculture[57]. L'utilisation de ces mots et formulations, « élever », « agriculture » et « fertilité », dont la polysémie renvoie à la fois à la culture des plantes et aux capacités reproductives des individus, rapproche les définitions de la puériculture déployées par Caron et Pinard. Effectivement, les deux conceptions sous-tendent la compréhension des phénomènes de naissance et de développement des enfants comme un processus de production. Les enfants ne se résument dès lors qu'à des produits naturels auxquels il s'agit d'appliquer la bonne méthode industrielle de croissance afin de pouvoir les récolter à leur maturité, c'est-à-dire à la fin de l'application des principes de la puériculture. Cette conception est illustrée par les propos de Pinard qui compare le surmenage chez la femme enceinte au « coup de vent qui détache de la branche le fruit vert »[58]. La puériculture se présente comme la science capable de trouver comment construire un environnement optimal à cette production. Émile Zola illustre cette comparaison volontaire de l'enfant à un produit végétal. Dans son article « Aux Mères Heureuses »[59], il décrit une institution qui accueille et s'occupe d'enfants et de bébés sur laquelle nous reviendrons. Il explique qu'au contact de la lumière accompagnée du vent, ceux-ci « poussent » comme si la lumière était un facteur, comme pour les plantes, de croissance des enfants. C'est un air pur et une lumière qui, dans les mots de Zola, permettraient presque le développement des petits, comme ils permettent aux plantes de grandir. La description de Zola présente à la fois une nature (ré)génératrice et des enfants comme faisant partie de cette nature le temps de leur développement.

Cette seconde conclusion apporte plusieurs indicateurs intéressants quant à la compréhension de la nature même de la puériculture de Pinard. Le premier élément est que la puériculture s'inscrit dans la dynamique du champ scientifique contemporain de biologisation des phénomènes sociaux. Le développement de

---

[57] Jane Ellen CRISLER, *'Saving the Seed': The Scientific Preservation of Children in France during the Third Republic*, University of Wisconsin-Madison, 1984, p. 76.

[58] Adolphe PINARD, « De la conservation et de l'amélioration de l'espèce », *op. cit.*, p. 170.

[59] Émile ZOLA, « Aux Mères Heureuses », *Le Figaro*, 18 avril 1891.

l'enfant, par cette métaphore agricole, est réduit à sa dimension biologique de croissance physiologique et d'apparition, ou non, de maladies et de troubles. Cette dimension se couple avec une négation de l'individualité des enfants. Chaque enfant n'est pas envisagé comme une individualité, mais comme une partie d'un tout. La puériculture participe donc à désubstantialiser l'individu mineur dont l'état de santé, plutôt que son individualité, est le centre d'attention de la science. Le dernier élément est le rapport tout particulier de Pinard à la nature. En effet, celui-ci, sans en appeler à un retour à la nature, en fait une notion positive[60].

La rationalisation du développement de l'enfant légitime ainsi la recherche des techniques à effectuer ou des comportements à adopter dans le but de les optimiser. L'étude de ces techniques permet donc de mieux saisir sur quelles bases Adolphe Pinard appuie son projet.

1.1.1.2. Élaboration de principes pour le bien-être de l'enfant (à venir)

Contrairement à la définition de Caron, et conformément à celle de Pinard indiquée plus haut, la prophylaxie dispose d'une place toute particulière, peut-être même primordiale, dans la théorie de Pinard. En effet, dans son article « De l'Eugennétique »[61], il dédie une section entière à « la nécessité urgente de la puériculture avant la procréation »[62]. Le puériculteur définit l'Eugennétique, terme formé des mots grecs « engendrer » et « procréer », comme l'étude des phénomènes sociaux conduisant à l'amélioration ou la détérioration du capital génétique de l'espèce : « L'EUGENNÉTIQUE A POUR BUT D'ÉTUDIER

[60] Adolphe PINARD, « De la Pédagogie dans ses rapports avec la démocratie », *in Assemblée générale de l'Association amicale des instituteurs et institutrices publics laïques de l'Aube*, Troyes, Association Amicale des Instituteurs et Institutrices publics laïques de l'Aube., 1903, p. 10.
[61] Adolphe PINARD, « De l'Eugennétique », *op. cit.*
[62] *Ibid.*, p. 706.

ET DE FAIRE CONNAÎTRE LES CONDITIONS LES PLUS FAVORABLES A LA REPRODUCTION. »[63]. Elle a « pour mission, en vue de l'amélioration de la race, de sa perfectibilité, de rechercher les moments physiologiques les plus favorables à la reproduction, et cela aussi bien chez l'homme que chez la femme » [64]. L'Eugennétique est alors pour Pinard, avec la compréhension des mécanismes héréditaires, la principale problématique de la puériculture [65]. L'Eugennétique semble également être, selon la mission qui lui est confiée, le versant à vocation pratique de la puériculture. Le besoin de l'Eugennétique résulte de la dégradation du capital biologique des humains du fait de la vie en société. Pinard donne l'exemple de l'alcoolisme et ses effets sur la reproduction. Dans un autre texte[66], il dénonce également les ravages causés par les maladies vénériennes qui ne seraient pas prises au sérieux par la population. Il est intéressant de préciser que ce ne sont pas directement l'alcoolisme et les maladies vénériennes qui produisent la dégénérescence de la communauté. En effet, si ce sont bien ces deux éléments qui sont facteurs d'apparition de tares chez les individus, qui se transmettent ensuite de manière héréditaire selon une conception néo-lamarckienne, ils ne sont pas inhérents à la civilisation. Les maladies vénériennes, par exemple, peuvent exister en dehors du cadre d'une civilisation telle que décrite par Pinard. Pour que ces deux éléments soient problématiques, il faut précisément que ces caractères acquis puissent durablement être transmis. Ainsi, parce que la civilisation a institué et institutionnalisé la défense des êtres « faibles », ces derniers ont la capacité de transmettre ces caractères néfastes en ayant la possibilité d'avoir des enfants.

Cette défense des « faibles » est au cœur de la problématique de Pinard. L'importance que recoupe l'Eugennétique traduit la violente critique qu'effectue Pinard à l'encontre de la société. Celle-ci s'exprime par la critique de ce qu'il considère comme l'insuffisante amélioration strictement matérielle des conditions de vie de la population. Dans son article[67], il commente un

---

[63] *Ibid.*, p. 716.
[64] *Ibid.*, p. 705.
[65] *Ibid.*
[66] Adolphe PINARD, « À la jeunesse, pour l'avenir de la race française », *op. cit.*
[67] *Ibid.*

discours du président de la République Raymond Poincaré. Ce dernier, membre d'un parti centriste, explique que la République prête attention aux plus démunis, ce qui forge son honneur[68]. Cependant, Adolphe Pinard exprime toute l'insuffisance de la portée de cette vision. Pour lui, améliorer les conditions matérielles d'existence est nécessaire, mais n'apporte pas le changement plus profond qu'il faut effectuer[69]. Il opérait déjà cette observation dans un discours en 1913 dans lequel il expliquait que les mesures sociales proposées par les socialistes et les radicaux étaient confrontées à une limite structurelle : « Tout cela est bien, très bien, très beau. Est-ce parfait ? Hélas ! non »[70]. Il précise que « vos efforts resteront, non pas inutiles, mais insuffisants »[71]. En effet, les propositions, aussi louées soient-elles par Pinard, s'inscrivent dans le cadre de la civilisation telle que développée au moment où Pinard s'exprime. Cela signifie qu'une quelconque amélioration matérielle ne permet pas de répondre au problème que pose la société qui est la présence en son sein du germe de la disparition progressive de l'humanité par dégénérescence biologique. L'augmentation du niveau de vie matériel n'empêche pas la naissance, et la mort, d'enfants porteurs de maladies et autres « tares ». Pinard, par la prophylaxie, souhaite s'attaquer aux causes biologiques plus profondes du mal qui ronge, selon lui, la société et l'humanité, sans quoi les humains seront

> « [...] condamnés à toujours voir la vie disparaître trop tôt [...]. Vous continuerez à souffrir aussi souvent de ce spectacle lamentable, à endurer ce supplice qui consiste [...] dans l'apparition plus ou moins précoce du cercueil près du berceau. »[72].

---

[68] *Ibid.*, p. 20.

[69] *Ibid.*

[70] Adolphe PINARD, « L'Eugennétique », *in Congrès de l'Alliance d'hygiène sociale*, Paris, Alliance d'hygiène sociale, 1913, p. 293.

[71] *Ibid.*, p. 294.

[72] *Ibid.*

C'est pourquoi une politique publique qui vise à augmenter quantitativement la population française, comme plusieurs penseurs et acteurs le proposent pour empêcher le déclin (militaire) national, se heurte au problème de propagation de gènes, ou caractères, porteurs de l'affaiblissement des individus et de leur capacité reproductive : « Il n'est pas bon de naître débile : on ne mènera pas loin cette débilité »[73]. Au lieu de mettre en place des politiques publiques qui favorisent les naissances, il faudrait, pour l'obstétricien, modifier structurellement la société pour rapprocher son fonctionnement de la sélection naturelle, ce qui correspond à la mission de l'Eugennétique.

L'Eugennétique, ou la prophylaxie, s'inscrit donc totalement dans une démarche eugéniste qualitative et fait écho à l'observation première d'Adolphe Pinard sur le poids des bébés des femmes s'étant reposées avant l'accouchement. C'est sur la base de cette observation première que Pinard déploie des recommandations comportementales à destination des futurs parents dans le but de maximiser leur potentiel reproducteur et minimiser le facteur de risque d'apparition d'éléments jugés néfastes. Ses préoccupations se centrent sur deux axes prophylactiques : les maladies à éviter et les comportements à pratiquer.

D'une part, il avertit des dangers de l'alcoolisme et des maladies vénériennes dont il dénonce les conséquences désastreuses sur les caractéristiques léguées aux progénitures[74]. La syphilis apparaît comme la maladie à combattre de toute urgence. Cette préoccupation, commune dans le milieu médical de l'époque, est analysée par Carol qui montre comment cette maladie devient aux yeux des praticiens un enjeu civilisationnel[75].

D'autre part, Pinard recommande le repos avant la procréation afin que les procréateurs soient en « état d'eurythmie générale »[76]. Le but est d'éviter le moindre problème éphémère, la moindre préoccupation qui pourrait se traduire en une « *émotivité*

---

[73] Adolphe PINARD, « De l'Eugennétique », *op. cit.*, p. 706.

[74] Adolphe PINARD, « À la jeunesse, pour l'avenir de la race française », *op. cit.*, p. 20.

[75] Anne CAROL, *Histoire de l'eugénisme en France*, *op. cit.*, p. 54-60.

[76] Adolphe PINARD, « À la jeunesse, pour l'avenir de la race française », *op. cit.*, p. 17.

excessive ou maladive » pour l'enfant [77]. Pinard exhorte également les couples à ne pas avoir d'enfant en hiver pour diminuer la mortalité infantile[78]. Il conseillait aussi d'effectuer de l'exercice physique, de la lecture et de boire uniquement du lait avant de procréer [79]. Les mesures présentées montrent l'imprégnation du cadre d'analyse néo-lamarckien dans la pensée de Pinard. En effet, pour prouver l'effet d'un trouble quelconque comme cause d'une émotivité accrue chez l'enfant, Pinard invoque son expérience : « C'est ce que, dans ma longue carrière, j'ai eu maintes fois l'occasion d'observer »[80]. Cette expérience est comprise comme la manifestation des lois héréditaires, qu'il avoue être encore discutées, mais qui admettent selon lui

> « […] ce fait capital, vérifié chaque jour, du reste, aussi incontesté qu'incontestable, à savoir : l'influence dominante des procréateurs, c'est-à-dire la transmission des parents aux enfants de leurs qualités physiques, psychologiques et morales, physiologiques et pathologiques »[81].

Il y a de ce fait une filiation très forte entre les interprétations dominantes de l'hérédité en biologie et les liens de cause à effet qu'établit Pinard. Dans le cas des maladies à éviter, il reprend la transmission des caractères acquis, ici pathologiques, de manière héréditaire pensée par le néo-lamarckisme. Dans le cas des comportements à adopter, il est possible d'y déceler une vision qui se rapproche de la pangenèse darwinienne. En effet, Darwin théorise l'idée, par la suite démontrée comme erronée, selon laquelle chaque élément a son importance au moment de la

---

[77] *Ibid.*

[78] *Régénération*, n°10, 1902, *in* Fae BRAUER et Anthea CALLEN (dir.), *Art, sex and eugenics: corpus delecti*, Aldershot, England ; Burlington, VT, Ashgate, 2008.

[79] Adolphe PINARD, « Des aptitudes du mariage envisagées au point de vue physique, moral et social », *Revue pratique d'obstétrique et de pédiatrique*, 1906, vol. 19, n° 2., *in Ibid.*

[80] Adolphe PINARD, « À la jeunesse, pour l'avenir de la race française », *op. cit.*, p. 17.

[81] Adolphe PINARD, « De la conservation et de l'amélioration de l'espèce », *op. cit.*, p. 171.

procréation puisque, toujours d'après cette hypothèse, chaque cellule contribue, par la production de particules à tout moment, à la formation des gamètes. Dès lors, l'état dans lequel se trouvent les procréateurs lors de la procréation est primordial en ce qu'un trouble intérieur, aussi faible soit-il, peut dès lors avoir comme conséquence la formation de particules dont le contenu est jugé néfaste au développement de l'enfant.

Pinard construit une série de régulations individuelles sur une base scientifique, notamment alimentée par les recherches sur l'hérédité en biologie, dans le but d'empêcher une dégradation du capital biologique des nouveau-nés, et de la population, perçue comme véritable risque pour l'existence de l'humanité. Ces régulations individuelles, disparates dans leur énonciation, pourraient selon le puériculteur être répertoriées dans un « *Code de la protection de l'enfance avant la naissance* »[82]. Ce choix du recours à la prophylaxie comme mode d'intervention privilégié tient au fait que Pinard ne croit pas en la possibilité de réduire la distance qui sépare le normal et le dégénéré :

> « Vous comprenez ce que je ne veux pas dire : vous pourrez ressusciter un macéré ou faire d'un hydrocéphale un enfant normal ; non, ce que je veux dire et ce que je dis avec une conviction profonde [...] c'est ceci : on peut, on doit restreindre le nombre des faibles, des dégénérés, des infirmes et des idiots, en faisant disparaître la cause qui les produit avant leur procréation »[83].

Cette conviction, alimentée par des observations scientifiques, produit une naturalisation de la figure du dégénéré. Cependant, le discours de Pinard cache en réalité une vision politique et sociale du handicap.

---

[82] Adolphe PINARD, « De la dépopulation en France », *op. cit.*, p. 133.
[83] Adolphe PINARD, « De la conservation et de l'amélioration de l'espèce », *op. cit.*, p. 172.

1.1.1.3. Dépolitisation par naturalisation

Adolphe Pinard déploie ses recommandations en les présentant à la fois comme se fondant sur une science dont la base est incontestable, mais également comme un ensemble de ponts vers un état de nature mythifié. Effectivement, la distinction entre nature et culture, ou civilisation, amène Pinard à structurer une rhétorique légitimant un retour à la nature. Ce retour ne signifie pas un abandon de la civilisation auquel Pinard ne croit pas, mais bien une approche qui prend la nature comme exemple. Ce retour à la nature rapproche Pinard de Rousseau, selon le médecin, en ce que les deux hommes critiquent l'influence néfaste de la société pour les individus qui la composent[84]. Il est possible de développer ce rapprochement. Dans sa description de l'état de nature, Rousseau dépeint l'homme au travers de deux caractéristiques, que sont l'amour de soi et la pitié. Une acception particulière de l'amour de soi, qui caractérise la volonté de préservation et conservation de l'homme, est dans le discours de Pinard la conservation biologique qui se fond dans la définition de la puériculture qui serait alors la dimension collective de l'amour de soi. La nécessité de la puériculture interviendrait alors du fait de la perturbation de l'amour pour soi par l'entrée dans la société. De plus, Pinard comme Rousseau jugent négativement l'entrée dans la société, que ce soit comme processus de corruption de l'homme, pour Rousseau, ou de dégénérescence, pour le puériculteur. Cependant, la seconde caractéristique de l'homme pré-civilisationnel de Rousseau, à savoir la pitié, distingue la pensée des deux hommes. En effet, la pitié, qui désigne la répugnance face à la mort de ses semblables, est présente dans l'état de nature, soit avant la civilisation. Or, la pitié peut être assimilée à la propriété inhérente de la civilisation pour Pinard, à savoir le respect de la vie de chaque individu qui pousse chacun à faire survivre autrui. La pensée de l'état de nature de Rousseau ne peut donc pas être fondue dans la réflexion de Pinard, mais le fait que ce dernier cite le premier montre

[84] Adolphe PINARD, « De la puériculture », *op. cit.*, p. 10.

l'influence intellectuelle de Rousseau sur le médecin, notamment en ce qui concerne le concept d'amour de soi.

Toutefois, bien que l'analyse de Pinard ne se focalise pas uniquement sur les conséquences négatives sur les individus, elle pointe la détérioration du capital biologique de la société. Cette conception négative de ce qui se rapporte à la société, à l'exception du respect de l'individu, comme invention opposée au déroulement naturel se déploie dans les textes de Pinard par l'utilisation d'adjectifs qui explicitent le caractère non naturel des éléments dénoncés. Ainsi, lorsque Pinard explique en quoi l'allaitement uniquement maternel est primordial, il catégorise les mères qui n'allaitent pas leurs enfants d'« êtres antinaturels »[85]. De même, il dénonce l'organisation de l'enseignement comme étant « absolument contre nature ! »[86].

À l'inverse, la nature, sans être directement décrite de manière positive, est présentée comme un processus continu qui permet d'atteindre un état préférable. En effet, par le mécanisme de sélection naturelle, la nature entraîne la disparition des faibles, avec donc comme conséquence l'amélioration de l'espèce. Or, ce processus est mécanique : « Telle est la nature vivante : elle n'est ni cruelle, ni douce ni injuste, ni inique. Douceur, pitié, justice sont des mots humains et des idées humaines »[87]. Dès lors, Pinard construit une idée mythifiée de la nature, « soucieuse seulement de produire des êtres vivants, et de les produire énergiques et puissants »[88]. Le rapprochement plus généralement positif des travaux de Pinard avec la nature est au cœur même de la définition de la puériculture du fait de la comparaison volontaire entre cette science et l'agriculture.

Cette distinction entre nature et culture participe en réalité d'une dépolitisation, de la part de Pinard de sa vision du monde. En effet, par une rhétorique qui décrit la nature comme un processus mécanique indépendant de toute conception du juste et de toute action humaine, il explique que la puériculture ne fait qu'essayer de rapprocher la société de ce que la nature réalise

---

[85] *Ibid.*, p. 9.
[86] Adolphe PINARD, « De la Pédagogie dans ses rapports avec la démocratie », *op. cit.*, p. 8.
[87] Adolphe PINARD, « De l'Eugennétique », *op. cit.*, p. 706.
[88] *Ibid.*

elle-même en matière d'hérédité. Il ne ferait alors que suivre un processus qui, de manière inhérente, permet de répondre aux problématiques de dégénérescence de la population. S'opposer à sa vision reviendrait alors à émettre des idées contre-nature ou à être aveuglé par des considérations humaines illégitimes, car discréditées et n'ayant aucun sens pour la nature, et pour la vision du monde de Pinard. Derrière cette acception apparemment universelle et neutre se cachent en réalité une compréhension sociale du handicap et, par conséquent, une indication sur les caractères, ou défauts, que les individus doivent éviter de transmettre. Anne Carol montre à juste titre que les eugénistes français de la période, et plus particulièrement Charles Richet, entretiennent dans leur discours une confusion entre normalité, moyenne et santé[89]. Si Pinard participe à cette confusion entre le sain, le normal et le moyen, il ajoute à ce triptyque la naturalité qui tantôt complète, tantôt remplace la notion d'individu moyen. L'individu « naturel », soit celui ne connaissant pas de handicap pour Pinard, correspond alors à l'individu social, c'est-à-dire à la norme sociale. La nature, contrairement à la moyenne, n'est pas en soi dégénérative. Là où la dégénérescence peut rapprocher la moyenne des individus d'une débilité, la nature en est toujours éloignée sans l'action humaine. La légitimation d'une discrimination a pour point de départ cette distinction entre le normal et l'anormal sur une base qui se réclame de la nature. Cependant, des caractéristiques jugées négatives à l'époque de Pinard, ou présentées comme telles par ce dernier, le sont du fait d'une inadaptation particulière entre la manière dont est organisée la société et ces mêmes caractéristiques. Elles sont donc par essence particulières et historiquement situées. C'est bien Pinard, et à travers lui la société qu'il souhaite voir advenir, qui définit et caractérise de manière particulière le handicap par des dispositions biologiques, et leurs expressions physiologiques, précises.

Cependant, Pinard semble préférer rapprocher la reproduction du processus de sélection naturelle plutôt que d'adapter la société aux particularités physiques ou mentales, ce qui est un choix. Ce choix peut être expliqué par la croyance de Pinard en

---

[89] Anne CAROL, *Histoire de l'eugénisme en France*, *op. cit.*, p. 149-150.

l'impossibilité d'adapter la société aux particularités physiques ou mentales ainsi qu'en sa croyance de l'efficacité, selon lui démontrée, de la sélection naturelle. Les particularités physiques ou mentales inadaptées et les individus qui les portent sont ainsi connotés négativement par l'utilisation de termes (parfois répandus dans le champ médical) tels que « tarés » ou « déchets sociaux » qui tendent à pointer l'effet social du problème. L'analyse sémantique montre également que le puériculteur pense les personnes qu'il considère comme dégénérées comme des versions défectueuses de l'homme ou de la femme. Cette conception est donnée par les mots qu'emploie Pinard pour la qualifier : « abâtardie, maladive, imbécile de corps et d'esprit »[90]. Ces mots traduisent une acception du dégénéré comme un individu diminué, imparfait, et dont les défauts sont suffisamment graves, dans leur intensité plus que dans leur nombre, pour le distancier du reste de la société. Le dégénéré est identifiable par des caractéristiques physiques et mentales puisque les causes de la dégénérescence peuvent réaliser « la déchéance physique et psychique, en produisant des faibles, des malformés, des nains, aussi bien que des idiots et des épileptiques »[91]. Le dégénéré est une figure qui se caractérise également par le pathologique qui est illustré et par l'utilisation déjà relevée du champ lexical médical : « infirmes », « malades », « épileptiques », « déséquilibrés »[92]. La personne dégénérée est caractérisée non pas par ce qui la distingue radicalement d'une personne non dégénérée, mais par ce qui la distancie de celle-ci. La figure du déchu, résultant de la déchéance, illustre cette distance. La dégénération est définie comme une particularité par rapport à un individu sain. Cela signifie que la personne dégénérée ne diffère que par un unique élément de la personne non dégénérée. Le dégénéré est donc une forme d'altération d'une personne non dégénérée dans la pensée de Pinard. Cette conception est similaire au changement de regard porté envers la

---

[90] Adolphe PINARD, « De l'Eugennétique », *op. cit.*, p. 707.
[91] Adolphe PINARD, « À la jeunesse, pour l'avenir de la race française », *op. cit.*, p. 16.
[92] *Ibid.*, p. 13.

figure du fou que Foucault décrit[93]. En effet, comme le fou, le dégénéré est perçu comme une personne malade, c'est-à-dire une personne dont seule une caractéristique, mentale dans l'étude de Foucault ou physique ou mentale pour Pinard, l'exclut de la normalité. La désignation d'une personne comme dégénérée revient à définir son identité et la catégoriser par rapport à sa spécificité. La spécificité définit l'individu, mais l'individu ne devient pas spécial puisqu'il est regroupé au sein de la dénomination « taré ». Le regard de l'entité ou la personne qui nomme le dégénéré renvoie cette personne à cette spécificité et sera jugée au travers de la compréhension, des attentes et des stigmates accolés à cette spécificité. Dès lors, l'individu « taré », en étant exclu de la norme par la réduction de son identité et identification à sa spécificité, ne devient pas spécial, mais devient sa spécificité. La spécificité correspond au facteur produisant, selon l'obstétricien, un handicap pour son porteur ou pour sa descendance. Il n'est que la manifestation vivante de la catégorie construite. De ce fait, si l'argumentation de Pinard se présente comme partant d'un postulat descriptif, elle se base en réalité sur un point de vue prescriptif.

Pinard investit donc le champ lexical de la nature d'une connotation morale particulière qui est celle du bien, inscrivant ainsi l'artificiel ou le refus du naturel dans la sphère du mal. S'il est possible de lier cette conception du bien dans le naturel aux thèses de Rousseau, il semble que l'attrait pour la nature que développe Pinard tient davantage de l'opposition entre la dégénérescence biologique, produit de la société et, de ce fait de la culture, et la sélection naturelle, processus intrinsèque de la nature. La connotation positive de ce qui se rattache au naturel, et corollairement la connotation négative accolée à ce qui s'y oppose ou s'y refuse, n'est alors que la généralisation de cette distinction originelle. Toutefois, conscient d'un impossible retour à la nature, et plus précisément à la sélection pratiquée à l'état naturel, Adolphe Pinard fait en sorte de propager ses idées au plus grand nombre et participe à la matérialisation de son

[93] Michel FOUCAULT, *Histoire de la folie à l'âge classique*, Paris, Gallimard, 1972.

projet dans le but d'infuser l'idéal de la puériculture au sein de la population. Ce retour n'est, en réalité, pas envisagé. Adolphe Pinard rêve de combattre la dégénérescence issue de la civilisation par une meilleure civilisation, c'est-à-dire mettre en œuvre « le remède civilisationnel au mal civilisationnel »[94]. Le but est de civiliser scientifiquement l'Instinct de Reproduction de manière à remplacer la sélection naturelle par une sélection humaine[95]. La civilisation est à la fois, mais aussi l'outil de l'humanité pour se perfectionner.

1.1.2. La pénétration de l'idéal puériculteur par l'éducation et l'hygiène

> « *Le relèvement de la natalité française, au point de vue du nombre et de la qualité est, à l'heure actuelle, plus nécessaire que jamais.* [...] *Eh bien ! je serai infiniment heureux de vous voir, les maîtres de l'École laïque, prendre la toute première place parmi les combattants de cette noble croisade si indispensable au salut de notre pays* »[96].

Adolphe Pinard ne se limite pas aux techniques permettant l'amélioration qualitative de l'enfant avant la procréation, car la dégénérescence individuelle peut intervenir tout au long de la vie du fait des multiples dangers que la société n'a pas éliminés. C'est pourquoi Pinard juge nécessaire d'approfondir de manière globale la connaissance de ces risques par la population, mais aussi par l'institutionnalisation du contrôle de celle-ci pour

---

[94] Pierre-André TAGUIEFF, « Au cœur du raisonnement galtonien : le paradoxe de la politique malthusienne et sa solution eugéniste: « L'intelligence peut être aidée ou exercée, mais aucun apprentissage, aucun enseignement ne peut la créer. Elle doit être transmise héréditairement. » Karl Pearson », *Raisons politiques*, 2007, vol. 26, n° 2, pp. 175-215, p. 197, doi:10.3917/rai.026.0175.

[95] L'expression est empruntée à Charles Richet (*Ibid*., p. 707).

[96] Adolphe PINARD, « Le rôle de l'École dans la civilisation de l'instinct sexuel. Conférence faite à la Société Française de Pédagogie le 27 novembre 1924 », *La Prophylaxie antivénérienne*, 1930, vol. 2, n° 3, pp. 180-189, p. 189.

s'assurer de la bonne mise en œuvre des préceptes de la puériculture.

1.1.2.1. Réformes programmatiques et hygiénistes des écoles

Pinard attache une importance certaine à la diffusion de ses idées qui se traduit par un souci de vulgarisation : « Il faut créer et donner partout, dans les œuvres, les instituts post-scolaires, dans les Lycées, dans les Facultés, cet enseignement nouveau »[97]. Cela s'illustre par les conférences qu'il tient, notamment sur les sujets liés à la puériculture ou à l'enseignement, ou sa démarche pédagogique dans l'article « À la jeunesse, pour l'avenir de la race française »[98] dans lequel il s'adresse aux jeunes hommes et jeunes femmes dans le but de les avertir des dangers des maladies vénériennes et leur présenter leur rôle en tant que futurs adultes pleinement insérés dans la vie en société. Il a également écrit un manuel, *La Puériculture du Premier Âge*, en 1908 à destination des enseignantes dans les écoles pour filles et des mères. Ce manuel est un véritable succès puisqu'il est recommandé dès 1909 par 20% des départements en tant qu'ouvrage de référence dans le primaire[99]. Pinard se rend aussi dans des écoles pour filles pour y propager ses idées[100]. L'éducation est donc au cœur de la tactique de diffusion des idées de Pinard, mais aussi au cœur de son propre projet puisqu'il propose diverses réformes scolaires.

La première catégorie de réformes, en cohérence avec la proximité déclarée de son œuvre avec la nature, concerne l'organisation de l'apprentissage. En effet, Pinard considère que l'enseignement doit s'accorder avec les caractéristiques naturelles des enfants. Il critique donc le fait que les enfants

[97] Adolphe PINARD, « De la dépopulation en France », *op. cit.*, p. 132.
[98] Adolphe PINARD, « À la jeunesse, pour l'avenir de la race française », *op. cit.*
[99] William H. SCHNEIDER, *Quality and Quantity*, *op. cit.*, p. 78.
[100] Adolphe PINARD, *La Puériculture du premier âge. Nourriture - Vêtement - Hygiène*, 1ère édition., Paris, Armand Colin, 1904.

gardent une station assise, non naturelle, à l'école[101]. Il propose au contraire de mener des cours le plus souvent possible en extérieur [102] et de faire en sorte que les enfants soient constamment en activité[103]. Outre une préoccupation pédiatrique qui aurait une dimension d'éveil pour les enfants, ces propositions sont motivées par le discours naturaliste de Pinard. Le fait de présenter ses propositions comme aptes à améliorer l'enseignement par le biais d'une prise en compte des besoins et comportements naturels permet à Pinard de légitimer une rhétorique naturaliste au sein de l'institution scolaire.

Le deuxième sujet d'attention d'Adolphe Pinard est lié à l'hygiène dans le cadre de l'institution scolaire. Il explique que les écoles connaissent des lacunes importantes en ce qui concerne l'hygiène[104]. Bien sûr, cette attention ne relève pas seulement d'une volonté d'améliorer les conditions sanitaires à l'école, mais s'inscrit dans une démarche d'acculturation des préoccupations hygiénistes aux enfants. Cette attention portée à l'apprentissage de l'hygiène aux enfants se retrouve en littérature, comme l'illustre le roman *Les Cinq cents millions de la Bégum* de Jules Verne, publié en 1879. L'auteur raconte en effet que les enfants de la ville imaginaire de France-Ville sont, dès l'âge de quatre ans, avertis des préoccupations hygiénistes que tout citoyen doit avoir[105]. Dans son rapport « La possibilité d'une éducation de la santé par l'école »[106], un certain député Doizy décrit une série de propositions de restructuration de l'organisation scolaire qui s'inscrit dans le cadre de préoccupations hygiénistes prégnantes à l'époque[107]. Ainsi, il

---

[101] Adolphe PINARD, « De la Pédagogie dans ses rapports avec la démocratie », *op. cit.*, p. 8.

[102] *Ibid.*, p. 11.

[103] *Ibid.*, p. 8.

[104] Adolphe PINARD, « De la Pédagogie dans ses rapports avec la démocratie », *op. cit.*, IX.

[105] Gina GREENE, « Architecture, Medicalization, and the Aesthetics of Hygiene at the « Écoles maternelles » », *Canadian Bulletin of Medical History*, avril 2017, vol. 34, nº 1, pp. 9-41, p. 9-10, doi:10.3138/cbmh.140-27012015.

[106] Adolphe PINARD, « L'Eugennétique », *op. cit.*, p. 167.

[107] En 1907, au Congrès International d'Hygiène Scolaire, une directrice d'école maternelle affirme que les écoles maternelles doivent être des lieux de

propose une organisation du temps consacré à l'hygiène dans les écoles qui rendent des actions telles que le balayage ou l'aération des pièces visibles par les enfants pour que ces pratiques soient intériorisées par ces derniers. C'est en ce sens que Pinard propose une attention plus importante accordée à l'hygiène dans l'institution scolaire : « Heureux seront-ils, car ils possèderont la propreté ! »[108]. Le but de Pinard est tout à la fois de diminuer l'apparition de maladies pour les enfants en bas âge et faire en sorte que les enfants intègrent des comportements limitant le risque de faire développer des tares à leur progéniture.

La troisième catégorie présentée par Pinard est relative au contenu pédagogique enseigné aux enfants. Celui-ci peut être divisé en deux parties. La première partie regroupe les préoccupations hygiénistes. Comme indiqué, l'école est le lieu où doivent être inculquées les règles de propreté, ce qui n'est pas le cas au moment où il prononce son exposé[109]. C'est pourquoi il considère que « si la propreté corporelle est nécessaire chez le garçon, elle est indispensable chez la fille. La propreté minutieuse chez la femme est une qualité aussi précieuse que l'ordre et l'économie. »[110]. L'objectif affiché est de limiter la mortalité infantile en préparant les individus à adopter les comportements hygiéniques adaptés à la parentalité. L'emphase mise sur les femmes tient au fait que Pinard considère que chaque femme a comme devoir ultime d'être mère de famille[111]. La seconde partie est l'éducation sexuelle. Pinard souhaite en effet que l'éducation sexuelle commence dès le primaire et se concentre dans un premier temps sur l'enseignement de l'hérédité et de la reproduction des espèces[112]. Cette dimension

---

conservation et d'amélioration de la race. Au début du XXe siècle, l'hygiène scolaire, notamment dans les écoles maternelles, est une thématique centrale dans la construction des nouveaux bâtiments. Voir Gina GREENE, « Architecture, Medicalization, and the Aesthetics of Hygiene at the « Écoles maternelles » », *op. cit.*

[108] Adolphe PINARD, « L'Eugennétique », *op. cit.*, p. 167.

[109] Adolphe PINARD, « De la Pédagogie dans ses rapports avec la démocratie », *op. cit.*, p. 11.

[110] *Ibid.*

[111] Adolphe PINARD, « À la jeunesse, pour l'avenir de la race française », *op. cit.*, p. 18.

[112] *In* Avril de SAINTE-CROIX *L'Éducation sexuelle*, Félix Alcan, 1918, p. 28.

est primordiale pour Pinard, car elle est l'un des moyens les plus importants pour civiliser l'Instinct de Reproduction. En effet, l'Instinct de Reproduction est le grand oublié du processus civilisationnel. C'est pour remédier à cette lacune que Pinard souhaite instaurer cette éducation sexuelle. Ce travail est d'autant plus important que « l'ignorance des procréateurs est la principale cause de la naissance des tarés »[113]. Il est intéressant de noter que cet enseignement doit commencer « Dès le berceau »,[114] mais surtout de remarquer le parallèle que Pinard effectue une fois encore entre la nature et l'espèce humaine :

> « Vous le voyez, on peut, on doit, dès l'École primaire, par la simple observation mise à la portée de l'enfant, graver dans son esprit, les préceptes suivants :
>
> 1° Tous les végétaux et tous les animaux ne se reproduisent et ne peuvent se reproduire que par l'intervention de leurs semblables ;
>
> 2° Toute mauvaise graine ne peut produire une belle plante, malgré tous les soins reçus ;
>
> 3° Une graine ne doit être confiée à la terre que pendant la saison propice à son développement ;
>
> 4° Toute bonne graine ne doit être confiée qu'à un bon terrain convenablement préparé et contenant les éléments nutritifs nécessaires au parfait développement de la plante ;
>
> 5° En choisissant les graines issues des plus belles plantes, on en améliore l'espèce.
>
> 6° Tout être vivant provient d'une graine vivante, et par cette graine, tous les êtres doués de vie tendent à se répéter, dans leurs descendants et à leur transmettre leur ressemblance et leurs propriétés. Et c'est là la grande loi biologique de l'hérédité »[115].

---

[113] Adolphe PINARD, « De l'Eugennétique », *op. cit.*, p. 716.
[114] Adolphe PINARD, « Le rôle de l'École dans la civilisation de l'instinct sexuel. Conférence faite à la Société Française de Pédagogie le 27 novembre 1924 », *op. cit.*, p. 185.
[115] *Ibid.*, p. 188.

Ces préceptes visent à préparer les mentalités des individus au projet prophylactique de la puériculture. Le deuxième principe est à rapprocher des enfants « débiles » qui ne peuvent être guéris. Le troisième est également transposable à la procréation humaine, la « terre » signifiant le ventre de la femme et la « saison propice » les mois de l'année qui permettent d'éviter les risques de voir son enfant mourir des conditions climatiques. Le cinquième est à rapprocher du mariage où les « bonnes » unions doivent être promues pour améliorer l'espèce humaine.

À cette éducation sexuelle doit être associé l'enseignement de la puériculture aux professeures. C'est pourquoi Pinard demande, en tant que député, la création de maisons maternelles départementales, à l'instar des écoles normales, dans le but de préparer le corps enseignant[116]. De cette manière, l'enseignement de la puériculture serait adossé à un programme particulier, sanctionné par une certification, enseigné aux filles dans le but qu'elles sachent ce qu'elles devront faire lorsqu'elles auront « le bonheur d'être mères de famille »[117].

Pinard croit donc en l'éducation comme solution technique et globale à la dégénérescence biologique de la population : « C'est par une instruction et une éducation ainsi commencées que, seulement, l'instinct sexuel sera scientifiquement dirigé vers le but si élevé qui doit être son terme ultime »[118], à savoir la procréation raisonnée ou, comme l'écrit Pinard, éclairée. La procréation éclairée est l'expression qu'il utilise pour évoquer la bonne procréation, c'est-à-dire celle qui respecte les conseils de la puériculture et qui s'oppose à la procréation dite instinctive, ou « *procréation aveugle* »[119]. Elle apparaît dans l'article de 1912 sur l'Eugennétique, mais aussi dans celui de 1925 : « Oui, nous voulons, nous, puériculteurs, que *la procréation soit éclairée.* Nous voulons *que les procréateurs soient conscients de leur*

[116] *Journal officiel de la République française : compte rendu in-extenso, Débats parlementaires, Chambre des députés*, Paris, Impr. du Journal officiel, 1926, p. 1444.
[117] *Ibid.*
[118] *In* Avril de SAINTE-CROIX, *op. cit.*, p. 28.
[119] Adolphe PINARD, « De la dépopulation en France », *op. cit.*, p. 133.

responsabilité. »[120]. Pinard ajoute donc un adjectif qui vient catégoriser la procréation qu'il souhaite voir advenir, qui est un adjectif qui renvoie au vocabulaire employé pour des travaux scientifiques, mais aussi à la raison de manière plus générale. Le mot s'oppose également à l'obscurité, voire l'obscurantisme et les croyances, voire la religion[121].

Pinard construit donc toute une réflexion non seulement sur la diffusion globale de ses idées, mais aussi à une restructuration de l'école autour de son programme de société. L'école doit devenir le temple de l'apprentissage de la puériculture et la structure de base de la société eugéniste. C'est pourquoi il souhaite inscrire dans toutes les écoles de France les maximes de la puériculture[122]. La finalité est de développer et de civiliser l'Instinct de Reproduction. La conséquence de l'éducation apportée est la responsabilisation de la population :

> « Tout procréateur ainsi averti serait un criminel s'il devenait sciemment la cause de la naissance d'un être dégénéré, infirme ou idiot. En un mot, l'éducation de l'instinct de la reproduction doit être tel que cet instinct cesse de devenir antisocial et aboutisse enfin à la *procréation consciente* et *éclairée.* »[123].

Cependant, si l'éducation doit être envisagée au plus tôt de la vie, elle doit également être continue. C'est pourquoi Pinard participe à la matérialisation concrète de son projet.

---

[120] Adolphe PINARD, « À la jeunesse, pour l'avenir de la race française », *op. cit.*, p. 20.

[121] Cette interprétation est renforcée par le fait que l'éducation qu'il prône souhaite se passer des références au surnaturel ainsi qu'aux références religieuses :Adolphe PINARD, « De la Pédagogie dans ses rapports avec la démocratie », *op. cit.*, p. 13-14.

[122] Adolphe PINARD, « Lettre préface », *op. cit.*, p. 7-8.

[123] Adolphe PINARD, « De la dépopulation en France », *op. cit.*, p. 133.

1.1.2.2. Institutionnalisation de l'information et de l'examen des (futures) mères

Si les écoles nécessitent une refonte de leur programme pour y intégrer l'éducation sexuelle, cela signifie que les parents, et notamment les mères, n'en ont pas bénéficié. C'est pourquoi Pinard transforme la clinique Baudelocque qu'il dirige et accompagne les changements de l'École de Puériculture ainsi que de l'Institut de puériculture dans lesquels il matérialise sa science. La puériculture, en tant que structure, est pensée comme une institution, un lieu, se suffisant à elle-même. Elle est construite sur deux principes directeurs présentés par Gina Greene[124]. Le premier est informatif : la puériculture est un lieu dans lequel toute femme apprend ce qu'elle peut, et doit, faire avant la procréation, pendant la grossesse et après la naissance. Ce principe est la réponse directe au manque, selon Pinard, de culture des femmes qui entraîne un plus grand risque d'apparition de tares chez l'enfant et du niveau du taux de mortalité infantile jugé réductible par Pinard. Le second principe est spatial : il y a une organisation de l'examen et de la surveillance des enfants et des femmes enceintes au sein de cette structure d'accueil. Cela est rendu possible par la présence de médecins ainsi que de stocks de nourriture, notamment du lait pasteurisé. Selon Greene[125], les puéricultures fonctionnent comme des serres où les enfants sont les produits. Cette métaphore permet de poursuivre la réflexion sur l'imaginaire agricole de la puériculture et de la lier à une analyse foucaldienne de ce modèle de structure élaborée dans la suite de notre développement.

Émile Zola se fait le relais de la promotion des structures, encore embryonnaires, d'accueil des enfants par leur esthétisation. Le bâtiment que Zola décrit, la Pouponnière de Porchefontaine, est l'un des premiers édifices, sur la base d'un financement philanthropique, à s'occuper des enfants de familles

---

[124] Gina GREENE, « In the Garden of Puériculture: Cultivating the Ideal French Infant in Real and Imagined Landscapes of Care (1895–1935) », *Change Over Time*, 2016, vol. 6, nº 2, pp. 192-214, doi:10.1353/cot.2016.0013.
[125] *Ibid.*

ouvrières d'une manière que les partisans de la puériculture applaudissent[126]. La description de la nature faite par Zola témoigne de sa volonté de créer un contraste entre un Paris toujours plus industrialisé qui a en son sein de nombreuses familles ouvrières précaires, voire dans la grande précarité, que l'écrivain décrit et raconte dans ses romans, et l'atmosphère paisible et même saine de cette structure entourée par la nature qui rend possible l'ouverture constante des fenêtres qui laissent entrer un air pur et même revigorant pour les petits : « Et je le répète, ce qui m'a ravi, c'est le plein soleil, le grand air dans tout cela, les larges baies, les fenêtres ouvertes laissant entrer la belle joie robuste de la nature de la campagne »[127]. En couplant cette analyse à la vision (ré)génératrice de la nature déjà décrite, il est possible de constater que Zola opère une véritable esthétisation de ces structures qui, sans nécessairement s'en réclamer, s'intègrent dans une logique développée par la puériculture. Cette structure est d'ailleurs renommée Institut de puériculture[128]. Cette esthétisation de ce type d'institutions est couplée à celle de la maternité dans l'objectif d'augmenter la natalité française. En effet, Émile Zola publie en 1899 le roman *Fécondité* dans lequel il déploie un discours nataliste[129] qui fait écho à sa préoccupation liée à la « Dépopulation » qu'il évoque dans un article[130]. Le roman poursuit l'esthétisation du processus créateur, notamment en reprenant les figures naturelles et la lumière comme éléments esthétiques de manifestation de cette fécondité, comme outil qui permettrait à l'écrivain de provoquer un sursaut de la population dans le but de corriger la natalité du pays[131].

Zola illustre alors la prégnance des thématiques populationnelles au sein, au moins d'une partie, du monde artistique, mais aussi au sein de la culture populaire en se faisant le relais des inquiétudes et peurs liées à la faible natalité du pays.

---

[126] Le bâtiment est vanté à plusieurs reprises par des participants au Congrès de l'Alliance d'hygiène sociale de 1913.
[127] Émile ZOLA, « Aux Mères Heureuses », *op. cit.*
[128] Gina GREENE, « In the Garden of Puériculture », *op. cit.*, p. 199.
[129] Émile ZOLA, *Fécondité : Les Quatre Évangiles I*, 2015 [1899].
[130] Émile ZOLA, « Dépopulation », *Le Figaro*, 23 mai 1896.
[131] Gina GREENE, « In the Garden of Puériculture », *op. cit.*, p. 199.

Adolphe Pinard accompagne donc son projet scientifique d'une éducation du personnel médical dont le but est de construire un enseignement de la puériculture standardisé, de limiter la mortalité infantile et d'améliorer la qualité des nouveau-nés. Ce personnel exerce une forme de pouvoir sur les femmes, mères et enfants par la pratique de l'examen. Cet examen et une véritable prise en charge de l'enfant peuvent s'effectuer dans des structures médicales comme la clinique Baudelocque, mais aussi dans de nouvelles structures émergentes comme la Pouponnière qui recrute au cours de son développement de plus en plus d'infirmières. Pinard est ainsi l'une des figures du mouvement décrit par Foucault de prise en compte progressive de la vie de la population par le pouvoir, notamment en tant que député, mais aussi en tant que membre d'institutions publiques telle que la Faculté de Médecine, pour y permettre l'exercice de la puissance collective[132]. Cet examen fonctionne comme une discipline, c'est-à-dire une forme de pouvoir qui s'exerce par le modelage du corps et de l'individualité[133]. Pinard sort donc ce qui relevait jusqu'ici du cadre privé et fait en sorte que des acteurs externes au couple ou à la famille, notamment issus du corps médical, puissent intervenir. Cette approche est reprise par la littérature, notamment par Émile Zola qui fait sien le combat contre la faible natalité française, qui promeut ce type de structures par leur esthétisation et la description de leur service rendu à la nation.

Le programme que dessine Pinard au cours de ses recherches et conférences nous informe sur la manière dont il tente de répondre au péril qui menace l'humanité, sur les moyens qu'il emploie pour publiciser ses méthodes ainsi que sur la nature de sa démarche scientifique. D'abord, la solution qu'il apporte se comprend comme une utilisation des connaissances en biologie,

[132] Michel FOUCAULT, *Naissance de la biopolitique : cours au Collège de France, 1978-1979*, Paris, Gallimard : Seuil, Hautes études, 2004 ; Michel FOUCAULT, *La volonté de savoir*, Paris, Gallimard, Histoire de la sexualité, 1976, n° 1.

[133] Bertrand MAZABRAUD, « Foucault, le droit et les dispositifs de pouvoir », *Cités*, 2010, vol. 42, n° 2, pp. 127-189, p. 148, doi:10.3917/cite.042.0127.

notamment des recherches transformistes néo-lamarckiennes françaises, dans le but de corriger la lacune fondamentale de toute communauté humaine. Cette correction se fait par l'application de principes à vocation scientifique pour éclairer les individus et leur procréation. Pinard place de ce fait par construction théorique la médecine, et plus précisément la figure du médecin, au cœur du système de régénération du capital biologique. Il donne ainsi aux médecins, au premier rang desquels les puériculteurs, le rôle de sage et même de combattant contre le fléau interne de toute structure collective humaine. Ce combat est celui d'un sage en ce qu'il consiste en un apprentissage des règles qui permettent de repousser le fléau aux autres individus. Cet apprentissage est, conceptuellement et dans la pratique, paternaliste puisqu'il place le médecin comme la personne qui sait et qui fait apprendre au reste de la population. Ce « faire apprendre » se produit dans les puéricultures, espaces où le médecin explique, teste et analyse, soit, en résumé, contrôle les individus, par leur apprentissage, et lui-même, par l'efficacité de son apprentissage. Cette attitude paternaliste est également jugée nécessaire, car le fléau n'est pas visible et extérieur à la communauté, mais dissimulé et intérieur à chaque membre de la communauté. Ce besoin de contrôle révèle une conception pathologique de l'individu en communauté. Chaque membre d'une association humaine, chaque partie du « nous », a potentiellement en lui cet « autre », le pathologique, qui est la source d'une peur de la durabilité et de l'augmentation de la puissance de cet autre. C'est pourquoi le médecin ne peut voir en autrui qu'un autre en puissance, d'autant plus que la pangenèse darwinienne admet la formation du fléau à n'importe quel moment. La puériculture est alors une science qui a pour objectif d'empêcher une certaine configuration du futur. Cette vision sous-tendue dans l'œuvre de Pinard, cette angoisse sur l'existence collective, provoque une vision globalisante de la société qui, couplée à un imaginaire populaire et littéraire français rapprochant enfance et nature, n'analyse les individus, *a fortiori* les bébés, que comme des productions agricoles et l'instrument de mesure de l'état de dégénérescence de la société. Cette vision rend également nécessaire la régulation des comportements qui ont une influence sur leur production, mais aussi sur l'ensemble des facteurs qui influent sur la maturité ou le pourrissement de ces produits, notamment l'hygiène. Enfin, elle entraîne une observation et un contrôle disciplinaire des producteurs. Pinard effectue à la fois une déshumanisation des individus et une pathologisation du corps social qui, paradoxalement, provoque une sur-responsabilisation de l'individu. L'attention du puériculteur doit se porter sur tous, mais avant tout sur chacun. La puériculture avant la procréation représente ainsi une forme de l'eugénisme négatif, c'est-à-dire une forme qui vise à limiter la capacité de reproduction d'une partie de la population. Cette élimination s'opère par un ensemble de mesures qui visent à empêcher la formation de « tare », donc de « tarés » par des mesures qui restreignent les procréations. Un autre versant de l'eugénisme est l'eugénisme positif, qui se base sur la priorisation de la reproduction du groupe populationnel jugé supérieur ou sain dans le but de propager les traits de ce groupe le plus largement possible dans le reste de la population[134]. Si l'eugénisme positif et l'eugénisme négatif paraissent opposés, ils sont, dans la pratique, tous les deux utilisés. Le versant positif de l'eugénisme de Pinard s'observe ainsi au travers des incitations financières qu'il propose (voir infra). Il est également intéressant de noter que Pinard propose de dépasser la distinction entre eugénisme qualitatif et eugénisme quantitatif par leur entrelacement[135] qui se traduit par une volonté d'améliorer à la fois le patrimoine biologique des enfants et leur nombre, qui est la résultante de leur amélioration et de la baisse de la mortalité infantile, et qui se matérialise au sein des puéricultures. Ainsi, l'aspect quantitatif serait non seulement la conséquence logique de la préoccupation qualitative, mais aussi une finalité théorique dans l'œuvre de Pinard. Cette conception globalisante entraîne le besoin de réguler de nombreux pans de l'existence des individus, ce qui a

[134] George P. SMITH, « Genetics, Eugenics, and Public Policy », *Southern Illinois University Law Journal*, 1985, vol. 10, n° 3, pp. 435-454, p. 436.

[135] Cette combinaison explique en partie le succès de la théorie de Pinard puisque cela lui a valu le soutien des néo-malthusiens et des ligues natalistes. Voir William H. SCHNEIDER, *Quality and Quantity: The Quest for Biological Regeneration in Twentieth-Century France*, *op. cit.*, p.78.

des conséquences non négligeables sur les individus ainsi invités à respecter les consignes de sauvegarde de la population.

1.2. Régulation sociale de l'individu et impératifs collectifs

Nous avons montré que la puériculture d'Adolphe Pinard a comme objectif de construire un programme à prétention scientifique capable de réunir les conditions nécessaires à la préservation de la société. Parce que la puériculture doit empêcher la dégénérescence totale de la société, elle nécessite l'infusion de ses préceptes dans l'ensemble des institutions qui forment le sujet aux moments critiques de sa vie. L'un de ces moments qui déterminent le futur de l'espèce humaine est la procréation, pierre angulaire de la puériculture, qui s'intègre plus généralement dans une surveillance de la vie sexuelle qui fait l'objet d'une première section. Dans une seconde section, nous détaillerons la pensée de Pinard sur l'accomplissement de la femme par la maternité et notamment la manière dont la société doit agir sur les femmes.

1.2.1. Subordination de la sexualité aux besoins nationaux

La faible natalité française dont Pinard a conscience constitue un enjeu important de la puériculture en tant que corollaire de l'amélioration du capital biologique de la société. Pour répondre au défi de l'augmentation de la population, Pinard n'énonce jamais une solution extérieure comme, par exemple, l'immigration que connaît pourtant déjà la France du fait de l'immigration belge et de l'immigration italienne à cette époque. Au contraire, Pinard fait de l'augmentation de la population un défi national qui doit être relevé par les Français. Cet enjeu est réalisable, d'une part, par une baisse de la mortalité infantile qui a déjà été traitée précédemment et, d'autre part, par un accroissement des procréations.

Cependant, selon Pinard, il n'est pas possible de s'en remettre aux individus tels qu'ils sont actuellement pour surmonter la difficulté à laquelle la société fait face. C'est pourquoi il construit une rhétorique moralisatrice autour de cette problématique. De plus, il souhaite refonder l'organisation légale du pays pour soumettre son exécution et sa philosophie au service du programme de régénération.

1.2.1.1. L'individualisme comme égoïsme

Selon Pinard, la dégénérescence inhérente à la civilisation appelle une critique des fondations qui rendent possible cette mécanique. Le respect de chaque individu consubstantiel à la civilisation provoque un déplacement des problématiques de l'espèce à l'individu [136]. Or, l'existence du processus de dégénérescence est, pour le puériculteur, la preuve d'une incapacité de l'individu à empêcher la disparition de la société. Les rouages de la réalisation du phénomène de dégénérescence ne relèvent toutefois pas, pour Pinard, d'une incompétence des individus ou d'un effort qui leur serait insurmontable, mais bien d'un manque de volonté manifeste. Cette conclusion est celle qu'il dresse dans un rapport réalisé avec Charles Richet intitulé : « Sur les causes physiologiques de la diminution de la natalité en France » [137]. Dans ce rapport, il est précisé qu'aucune cause affectant la natalité, comme la stérilité involontaire par exemple, ne touche significativement plus la France que d'autres pays

---

[136] Adolphe PINARD, « De l'Eugennétique », *op. cit.*, p. 707.

[137] Adolphe PINARD et Charles RICHET, « Compte-rendu sommaire sur Rapport de MM. les Professeurs Pinard et Ch. Richet - Sur les causes physiologiques de la diminution de la natalité en France », *Bulletin de l'Alliance nationale pour l'accroissement de la population française*, 1903, n° 18, pp. 468-472.

européens comme l'Allemagne[138]. Dès lors, les auteurs en concluent que la faible natalité française est causée par la volonté des familles françaises d'avoir moins d'enfants : « Pour remédier à la diminution de natalité en France, il n'y a à compter que sur les moyens qui changeront la *volonté* des familles françaises, et les détermineront à vouloir avoir plus d'enfants qu'elles ne veulent en avoir aujourd'hui »[139]. Cette conclusion fait apparaître plusieurs éléments sur lesquels Pinard théorise sa vision de la configuration de la société ainsi que la nature du contrôle qu'il faut mettre en place. En effet, la conclusion du rapport ne fait mention que de la nécessité d'agir sur les familles. L'attention des auteurs est concentrée sur les (in)actions du couple, ce qui revient alors à individualiser le problème. Ainsi, l'enjeu de reproduction de la société est engendré non pas par une configuration politique, sociale ou institutionnelle globale, mais par la somme de manquements individuels.

Ensuite, les auteurs sous-entendent en conclusion que la solution consiste en une intervention sur les familles. Ainsi, même si « les moyens »[140] peuvent désigner des politiques contraignantes ou incitatives à l'égard des foyers, la solution au défi que doit affronter toute société réside ultimement dans les faits des individus. Le sujet, ou encore le couple, se retrouve ainsi à la fois le porteur d'un danger d'annihilation de la civilisation, mais également du poids de la solution à ce risque. Cette emphase à la fois sur le caractère destructeur et rédempteur de l'individu peut être mise en parallèle avec la présence de cet « autre » pathologique chez chaque personne qui compose ce « nous » communautaire. Effectivement, chaque individu apparaît comme une pièce dont les deux faces sont opposées. Que ce soit au niveau de l'image selon laquelle chacun porte, potentiellement, un mal pathologique en lui et celle qui fait de chacun le responsable de la disparition progressive du capital biologique de l'espèce, l'individu est également décrit comme la condition nécessaire à la préservation et perpétuation du biologique et du social. Cette ambivalence repose toutefois sur l'idée que l'aspect

---

[138] *Ibid.*, p. 472.
[139] *Ibid.*
[140] *Ibid.*

négatif chez l'individu se déploie de manière passive, ou du moins sans que sa volonté soit requise ; tandis que l'apport bénéfique dont il peut faire profiter à la société nécessite un effort de sa part. C'est à partir de cette conception du sujet que Pinard pense la responsabilité individuelle. Les individus sont maîtres de leur futur collectif, mais cette puissance démiurgique implique une responsabilité qu'ils ne peuvent assumer correctement. Ainsi, le fait que les individus ne souhaitent pas avoir plus d'enfants est une menace pour l'intégrité de la société.

Ce refus d'accueillir de nouvelles vies dans le foyer est catégorisé par Pinard, ainsi que d'autres scientifiques et hommes politiques, comme de l'égoïsme[141]. Le mot n'est pas neutre. Péjoratif, il sert à stigmatiser les couples, et notamment les femmes, qui ne souhaitent pas avoir plus d'enfants. Or, vouloir ou ne pas vouloir un enfant relève du choix du couple et d'une liberté individuelle. Cependant, c'est bien parce que le nombre de procréations relève de la liberté et que les naissances sont jugées insuffisantes qu'il semble nécessaire pour ces hommes de remettre en cause la capacité des couples à user de leur liberté sans mettre en péril la totalité du groupe. L'enjeu rhétorique est de faire d'un choix individuel un enjeu collectif et de rendre anormale, car considérée comme telle, l'idée de ne pas avoir un nombre important, ou suffisant, d'enfants. Cette focalisation sur les femmes est présente chez Pinard qui illustre l'égoïsme dénoncé par son expérience professionnelle : « sur cent femmes qui ont à l'heure actuelle le ventre ouvert parce qu'elles ont des fibromes, il y en quatre-vingt-quinze à qui il a fallu l'ouvrir parce qu'elles n'avaient pas voulu plus d'un ou deux enfants[142] ». La prise de parole de Pinard laisse sous-entendre que faire des enfants est également facteur de bonne santé chez les femmes. Affirmation qui apparaît également dans son rapport rédigé avec Richet où il est indiqué que la fonction reproductrice est physiologiquement et psychologiquement nécessaire à la femme dont le corps et l'esprit s'épanouissent après cinq ou six

[141] Alain BECCHIA, « Les milieux parlementaires et la dépopulation de 1900 à 1914 », *Communications*, 1986, vol. 44, nº 1, pp. 201-246, p. 218, doi:10.3406/comm.1986.1660.

[142] Sous-commissions de la Natalité, séance du 4 mars 1903, *in Ibid.*

grossesses[143]. Cette focalisation sur les femmes est explicable par le fait qu'en tant qu'obstétricien et puériculteur, Pinard rencontre essentiellement les femmes des couples. Cela explique en partie le fait que ses exemples issus de son expérience concernent des femmes. Toutefois, la nature du discours de Pinard envers les femmes ne saurait être réduite au fait particulier de son expérience, ce que la prochaine section s'attache à comprendre et décrire.

Pinard imagine donc une tension entre la liberté, qui pousse à l'individualisme, et le collectif qui nécessite la participation de chacun à la conservation collective. Cependant, vue à partir de l'enjeu prophylactique, cette tension n'est pas uniquement provoquée par l'égoïsme individuel, mais également, du fait de la mise en avant de l'individu et de ses besoins, de la possibilité pour les porteurs d'une « tare » de se reproduire. Cela signifie que la société fait face à un problème aux ramifications à la fois quantitatives et qualitatives. Or, Pinard affirme préférer mettre en œuvre un eugénisme qualitatif plutôt que quantitatif dans les cas où les deux ne peuvent aller de pair : « ce que je veux [...] c'est que si la natalité est faible de par le nombre, elle soit forte, elle soit saine, elle soit vigoureuse, de par la qualité »[144]. Cette préférence s'explique par l'impossibilité pour une politique nataliste d'enrayer la reproduction des « tarés ». Cette précision montre également que l'entrelacement d'un eugénisme qualitatif et quantitatif se fonde sur une supériorité de l'eugénisme qualitatif. C'est sur la crainte de la faiblesse de la solution quantitative que Pinard construit un discours paternaliste qui vise à diriger, en ce qu'il indique un but à atteindre, la sexualité des nouvelles générations.

[143] Anne CAROL, *Histoire de l'eugénisme en France*, *op. cit.*, p. 104.
[144] Adolphe PINARD, « De l'Eugennétique », *op. cit.*, p. 716.

1.2.1.2. La reproduction de la société comme devoir intergénérationnel

Le manque de naissance constitue un véritable problème pour Pinard, mais n'est que secondaire face à celui de la procréation de et par des êtres malades. Si ce problème a pour cause le respect de chaque vie humaine, il convient d'expliciter la manière dont ce phénomène se manifeste. Du fait de la sacralisation de la vie de chaque individu, Pinard explique que les sociétés ont conféré à chaque personne les mêmes droits[145]. Il serait tentant de considérer que l'auteur fait référence à une pensée égalitariste ou libérale caractéristique de la Révolution française ou des Lumières, mais Pinard précise dans un autre texte que cette attention relève bel et bien d'une caractéristique inhérente à la civilisation : « Depuis les temps primitifs jusqu'à nos jours, dans ce qu'on appelle l'évolution sociale, le but visé n'a été que l'*Individu*. Rien n'a été directement fait ni même tenté pour l'*Espèce*. »[146]. Si Pinard considère que le mouvement historique qu'il étudie remonte à un « temps immémorial »[147], cela ne signifie pas que sa pensée n'est pas déterminée par une période précise. En effet, nous avons rappelé en introduction que la réflexion de Pinard est déterminée non seulement par un contexte scientifique, la préoccupation sur le taux de natalité ne pouvant exister qu'après un développement des statistiques (médicales) nationales, mais également par un contexte socio-historique précis qui connaît comme paradigme une lecture des phénomènes sociaux par des outils conceptuels issus d'un raisonnement biologique. Il est alors possible de considérer que, même s'il n'évoque ni ne pense au XVIIIe siècle, le puériculteur décrit en réalité une caractéristique de la pensée des Lumières, une construction théorique de la société basée sur l'individu, tout en pensant que celle-ci relève de la nature même de chaque société. Quoi qu'il en soit, cette dynamique constitue un danger

---

145 *Ibid.*, p. 707.
146 Adolphe PINARD, « À la jeunesse, pour l'avenir de la race française », *op. cit.*, p. 5.
147 *Ibid.*

mortel pour la société selon le médecin qui, au fur et à mesure de sa consolidation, s'est institutionnalisé en « état social ».

Cet « état social » forme presque une caractéristique de l'esprit des individus en société puisque Pinard explique que chaque personne s'est imprégnée de la doctrine du respect de la dignité humaine. Une précédente citation[148] nous indique qu'en dépit de ce que Pinard présente comme la bonne solution, par l'utilisation de l'expression « au lieu », l'individu ou la société « s'obstine » dans le mauvais choix. Le mot « obstine » renvoie à un acte comme à la fois irrationnel et voulu : il est effectué alors qu'il ne devrait pas l'être et alors que la « bonne » action à réaliser semble plus simple à effectuer. Cette terminologie montre à quel point Pinard considère que les individus ont intériorisé la protection des personnes dont les caractéristiques ne seraient pas sélectionnées par la nature. Or, la société est façonnée de telle manière que :

> « [...] non seulement beaucoup de malvenus, de chétifs, d'impotents, de maladifs, au lieu de succomber, survivent ; mais encore, quand, par aventure, ils sont pourvus d'une certaine situation sociale, ils parviennent plus facilement à se marier et donnent facilement naissance à une génération abâtardie, maladive, imbécile de corps et d'esprit »[149].

Pinard réaffirme ici l'idée selon laquelle la société permet la reproduction d'êtres indésirables, mais précise que si l'individu est porteur d'un ennemi, c'est bien la société qui est la protectrice d'« ennemis de l'intérieur » en ce qu'elle permet à des individus jugés néfastes par Pinard d'atteindre des positions socialement valorisées qui accroissent leur capacité à se reproduire. Ainsi, les communautés humaines font face à deux types d'ennemis intérieurs : l'ennemi intérieur constitué, dans le corps social, c'est-à-dire la personne insérée socialement qui menace de se reproduire, par ignorance du mal collectif qu'elle produit ou par priorisation de son intérêt personnel, et l'ennemi intérieur à l'état

[148] Voir note 31.

[149] Adolphe PINARD, « De l'Eugennétique », *op. cit.*, p. 707.

de germe dans le corps de l'individu. Cette distinction découle des deux formes d'apparition des « tarés » : soit comme conséquence de la transmission héréditaire d'une maladie apparente chez le procréateur, soit comme conséquence du mécanisme de la pangenèse darwinienne.

C'est à partir de cette description qui fait des procréateurs actuels et futurs des menaces que Pinard déploie un discours à direction des plus jeunes pour à la fois limiter leur dangerosité par l'enseignement et leur faire partager sa peur. Dans son article « À la jeunesse, pour l'avenir de la race française », Pinard explique aux jeunes hommes et femmes que leurs deux principaux devoirs sont de produire et de se reproduire[150]. Le puériculteur exprime ses plus grands doutes quant à la capacité des nouvelles générations à ne pas poursuivre la dégénérescence de l'espèce humaine :

> « N'avons-nous point à redouter que les éléments si précieux de reproduction que vous possédez tous [...] ne seront pas amoindris, perturbés, anéantis de par votre fait ?
>
> Hélas ! avec mon expérience de vieux puériculteur, je vous avoue que mes espérances sont aussi incertaines que mes craintes sont légitimement fondées »[151].

Pinard fait ainsi peser la responsabilité de la continuation et l'« immortalité de l'espèce humaine » [152] sur les nouvelles générations qui, à leur tour, auront logiquement à transmettre ces craintes aux individus qui leur succèderont. Cette dynamique intergénérationnelle semble liée à celle de l'hérédité : chaque transmission naturelle doit s'accompagner d'une transmission sociale :

> « Montrons à l'enfant ce qu'il est véritablement [...] il n'est qu'un anneau d'une chaîne ininterrompue, qu'il ne doit ni

[150] Adolphe PINARD, « À la jeunesse, pour l'avenir de la race française », *op. cit.*, p. 3.
[151] *Ibid.*, p. 3-4.
[152] *Ibid.*, p. 3.

affaiblir, ni rompre [...] ses parents ne lui ont pas seulement donné la vie, mais l'ont aussi et surtout rendu dépositaire des générations à venir »[153].

Toutefois, Pinard pousse plus loin cette logique : « Pouvons-nous espérer que vous transmettrez à vos descendants le capital biologique [...] si heureusement conservé par vos ancêtres et qui vous a été légué »[154]. Il décrit en effet positivement cette conservation, ce qui laisse supposer qu'en plus d'avoir accompli leur second devoir, les « ancêtres » devraient voir leur action récompensée par sa reconduction. De ce fait, la sexualité des individus est soumise à un devoir, celui de la reproduction, et un sens, celui de la conservation, voire l'amélioration, de la population, à réaliser de la même manière que les générations précédentes. Ainsi, les anciens représentent à la fois un modèle à suivre, mais également une raison en elle-même de reconduire la société telle que léguée par les prédécesseurs. Les individus sont donc investis d'un devoir intergénérationnel. Cette hypothèse est confortée par les mots du puériculteur :

> « En demandant [...] qu'on apprenne à nos enfants [...] la loi naturelle en vertu de laquelle tous les êtres vivants, végétaux et animaux, tendent à se répéter dans leurs descendants qui héritent de leurs propriétés, qualités naturelles ou acquises ; en demandant qu'on leur fasse comprendre que c'est de cette façon qu'est gouverné le monde vivant, je crois aussi bien protéger leur innocence que leur avenir. Je les respecte en agissant et je leur apprends à vénérer leurs aïeux et à respecter leurs descendants »[155].

---

153 Adolphe PINARD, « Des rapports de l'hygiène avec l'instruction et l'éducation », *op. cit.*, p. 456.
154 Adolphe PINARD, « À la jeunesse, pour l'avenir de la race française », *op. cit.*, p. 3.
155 Adolphe PINARD, « Des rapports de l'hygiène avec l'instruction et l'éducation », *op. cit.*, p. 456.

Cette citation, de même que la précédente, montre l'entrelacement que réalise Pinard entre l'hérédité et un devoir intergénérationnel qui est alimenté par un respect des prochains et une vénération des précédents. Dès lors, Pinard extrait la sexualité de la sphère de l'intimité du couple et la reproduction de la liberté individuelle pour les inclure dans un devoir et une fonction de répétition du corps social qui lient de fait la sexualité de chacun au destin commun et l'inscrivent dans une continuité intergénérationnelle. Cette continuité est construite de manière à magnifier la figure des « ancêtres » qui oblige les générations actuelles à reconduire ce qui est considéré comme un exploit passé, et à ne pas simplement être reconnaissantes du legs obtenu, avant d'obtenir elles-mêmes cette consécration.

Adolphe Pinard tente donc de combattre les effets néfastes de l'individualisme par la négation du caractère privé et intime de la sexualité, et plus particulièrement de la procréation, en la replaçant dans une dynamique globale et infinie de continuité de l'espèce. Cependant, cette conception n'empêche pas les ennemis de l'intérieur constitués, les personnes jugées dangereuses bien situées socialement, de se reproduire. C'est pourquoi le médecin et homme politique essaie de modifier le droit de son pays pour corriger ce phénomène social qui est cause d'un délitement du capital biologique du corps social.

1.2.1.3. La tentative de réorganisation du système juridique autour de la thématique de reproduction biologique

L'« état social » qui protège les porteurs de tares ne se base pas uniquement sur des réglementations et politiques de solidarité sociale. En effet, il permet à ces individus de se reproduire également par un manque de contrôle. L'illustration la plus manifeste de cette situation est le mariage dont la forme est critiquée par Pinard : « Le mariage est devenu fonction sociale au lieu d'être fonction naturelle, apte à la conservation d'une race forte, et les unions libres sont rarement soucieuses d'être fécondes »[156]. Les individus « tarés » acquièrent la possibilité de se reproduire par absence d'interdiction et surmontent leur handicap naturel par leur position sociale, ce qu'appuie la citation de Charles Richet que donne Pinard qui « constate justement »[157] que « Quantité de jeunes filles, laides et presque difformes trouvent des épouseurs parce qu'elles sont riches. De vieux hommes, mal faits et sots, se procurent de charmantes épouses, parce qu'ils ont une situation assurée »[158]. Le mariage se retrouve donc être, pour Pinard ainsi que pour d'autres eugénistes, une institution délétère dont la réforme est nécessaire pour en faire un moment qui scelle une union biologiquement viable pour la procréation.

C'est avec cette idée que Pinard, en tant que député, propose à la Chambre des députés une loi qui, lorsqu'une personne souhaite se marier, rend obligatoire l'obtention d'un certificat prénuptial à la suite d'une visite médicale[159]. Plus précisément, la loi prévoyait l'obligation pour chaque citoyen désirant se (re)marier de présenter un certificat médical datant de la veille du mariage dans lequel il est indiqué que l'individu n'a pas contracté de maladie contagieuse[160]. La loi telle que proposée par Pinard n'a pas été adoptée,[161] mais il semble pertinent d'envisager ses conséquences théoriques et pratiques afin de comprendre plus

---

[156] Adolphe PINARD, « De l'Eugennétique », *op. cit.*, p. 707.

[157] Adolphe PINARD, « À la jeunesse, pour l'avenir de la race française », *op. cit.*, p. 9.

[158] *Ibid.*

[159] William H. SCHNEIDER, « Toward the Improvement of the Human Race », *op. cit.*, p. 285.

[160] William H. SCHNEIDER, « The Eugenics Movement in France, 1890-1940 », *in* Mark B. ADAMS (dir.), *The Wellborn Science: Eugenics in Germany, France, Brazil, and Russia*, New York, Oxford University Press, Monographs on the history and philosophy of biology, 1990, pp. 69-109, p. 79.

[161] Le certificat prénuptial est instauré en France en 1942, durant le régime de Vichy, sous une forme particulière. En effet, si la remise d'un certificat médical doit être remis à l'officier de l'état civil par les membres des couples qui souhaitent se marier, la consultation médicale prénuptiale ne peut pas avoir d'incidence directe sur le mariage. Seuls les membres du couple peuvent décider d'annuler leur mariage. Le certificat prénuptial est rendu obligatoire, mais ne délivre pas d'autorisation médicale. Le certificat prénuptial n'est plus obligatoire depuis 2008.

précisément le but poursuivi par l'auteur. La philosophie de la proposition de loi est claire. Il s'agit pour la communauté d'exercer un contrôle sur les individus et les couples avant leur formation officielle par le biais d'un certificat. De plus, celui-ci est rédigé par un médecin. Cela entretient le rôle de gardien de la société conféré au médecin par Pinard et constitue l'illustration de l'insertion de la médecine dans le contrôle des corps et de la sexualité documentée par Foucault. Le médecin se voit alors confier la tâche de sceller les unions ou de les empêcher, car, même si la proposition de loi reste ambiguë sur ce point, il est possible de considérer que l'inscription de la présence de maladies sur le certificat provoque des répercussions sur le déroulement du mariage. La création d'un tel certificat prénuptial répond donc parfaitement à la problématique de la transmission de maladies héréditaires puisqu'il permet de transformer la nature purement sociale du mariage en y ajoutant un élément en rapport avec le biologique déterminant. De ce fait, ce certificat permettrait d'empêcher ou d'entraver la capacité des femmes et des hommes décrits par Richet de procréer.

Mais la proposition de loi de Pinard n'est pas l'unique volonté de contrôle juridique de la population par la création de certificats médicaux dans le but d'accompagner le projet de régénération de la société. En effet, il souhaitait également créer des certificats médicaux attestant de l'(in)existence de maladies ou d'une durée de convalescence à respecter avant de procréer[162]. Ces certificats représentent une forme dite négative de l'eugénisme, c'est-à-dire qui vise à limiter les droits d'une partie de la population à procréer. Dans l'article publié durant l'entre-deux-guerres, il affirme : « Si je me contentais de vous dire que tout malade ne doit pas procréer, je manquerais à ma tâche. Je dois proclamer aussi haut, que tout *convalescent* doit éviter la procréation [...] Et j'ajoute, la convalescence de n'importe quelle maladie »[163]. Ainsi, le puériculteur avait pour projet de soumettre le déroulement et l'activité sexuelle des Français à des

[162] Adolphe PINARD, « Rapport sur la préservation des nourrices et des nourrissons contre la syphilis », *Bulletin mensuel de la Société française de prophylaxie sanitaire et morale*, 1905, pp. 202-223.

[163] Adolphe PINARD, « À la jeunesse, pour l'avenir de la race française », *op. cit.*, p. 15.

considérations médicales. Ces considérations formuleraient alors des niveaux, implicites ou explicites, de dangerosité d'une personne, et de la dangerosité des pratiques auxquelles cette personne participe, en fonction des maladies qu'elle a ou a eues. De ce fait, le puériculteur, dans le but de sauver le capital biologique de l'espèce, veut accroître le pouvoir des médecins au détriment de la liberté sexuelle et maritale.

Ensuite, Pinard souhaitait faire des juges les garants de cet ordre médical. En effet, dans la préface qu'il rédige pour le roman *Pauvres docteurs*, le médecin critique le pouvoir des juges sur les pratiques médicales. S'il le fait, c'est parce qu'il contribue selon l'obstétricien à une désunion entre les deux professions, et à des « luttes fratricides »[164]. Reprenant les mots de l'auteur du roman, Pinard appelle à une restriction des pouvoirs du juge en ce qui concerne le domaine médical dans le but d'atteindre la concorde entre les deux corps de métier, condition nécessaire à l'« œuvre commune de salut et de régénération »[165]. Pinard positionne donc les juges, comme les médecins, au cœur du processus de lutte contre la dégénérescence de la population française. Une des manifestations du rôle des juges serait de veiller au respect des règles du Code de protection de l'enfant avant la naissance que Pinard souhaite créer. Là encore, Pinard promeut le regard et même la force de la collectivité sur l'intimité du couple.

Pinard essaie donc de répondre aux dangers de l'individualisme propre, selon lui, à toute société humaine par l'introduction de régulations médicales et juridiques qui visent à nier la stricte liberté de l'acte procréateur pour le subordonner à un objectif collectif de régénération biologique et à un devoir intergénérationnel. Ce contrôle imaginé s'effectue de manière paroxystique au moment du mariage où l'avis du médecin tranche sur son caractère réalisable. Nous reviendrons sur ce point dans la suite de notre développement afin d'approfondir la réflexion sur les effets d'une telle proposition. Pinard

---

[164] Adolphe PINARD, « Préface », *in* Lucien NASS, *Pauvres docteurs ! : mœurs médicales*, Paris, Albin Michel, p. V-XIII, p. X.
[165] *Ibid.*

conceptualise donc une société surveillée par des médecins, ce qui semble rapprocher sa perspective d'une pensée profondément dirigiste, dont la mission est d'éviter la réalisation d'une catastrophe.

1.2.2. Contrôle du corps des femmes

« *Le lait et le cœur d'une maman ne se remplacent jamais* ».
Adolphe Pinard

Les femmes représentent un groupe d'individus extrêmement particulier pour la puériculture. Il a déjà été précisé que Pinard confie aux femmes le rôle social, et même le devoir, d'être mère de famille, condition nécessaire pour leur accomplissement[166]. Les actions des femmes, en rapport avec la procréation et le développement de l'enfant, doivent donc faire l'objet d'une attention particulière, car les femmes sont les personnes dont les petits dépendent le plus. Cependant, cette attention, qui s'accompagne de véritables mesures sociales et bénéfiques pour les femmes, n'a pas pour finalité l'amélioration des conditions matérielles des femmes, mais celle des enfants. De cette priorité découlent des critiques de pratiques maternelles jugées néfastes pour l'enfant, qu'elles soient réalisées par des mères à l'encontre de leur enfant ou de femmes dont le travail est de s'occuper d'enfants. Enfin, le cas de l'avortement, et de la question du droit à le pratiquer pour les femmes, offre un moyen de cristalliser la pensée du puériculteur sur l'enfant et ses droits.

[166] Adolphe PINARD, « À la jeunesse, pour l'avenir de la race française », *op. cit.*, p. 18-19.

1.2.2.1. La femme comme moyen privilégié de la protection de l'enfant

« […] *notre état social actuel se montre aussi impitoyable vis-à-vis de l'enfant qu'à l'époque de l'esclavage et du servage* »[167].

Le XIXe siècle connaît une modification, en France, de la manière dont la société perçoit l'enfant. C'est ce que documente Armengaud qui précise que la période voit la mise en œuvre de lois qui ont pour but de favoriser l'épanouissement de l'enfant et son intégration dans la société économique[168]. Cette intégration s'est construite par le biais de régulations étatiques dont les interventions commencèrent à dépasser le seuil du foyer[169]. Ce volontarisme traduit la volonté de la puissance publique et de la société en général d'améliorer les conditions d'existence des enfants français [170]. L'article montre la transformation de l'attention portée à l'enfant tout au long du XIXe siècle en France. Une illustration en est donnée par la proposition de loi de Pinard sur l'interdiction des « sucettes » [171]. Il nous est possible d'affirmer qu'Adolphe Pinard accompagne ce mouvement en tant que médecin et l'acte en tant que théoricien.

Comme médecin-obstétricien et accoucheur des hôpitaux, Pinard est logiquement amené à prendre en considération l'état de santé des enfants avant et juste après leur naissance. Il est le premier, au moins en France, à décrire et publier dans une revue scientifique les effets bénéfiques du repos des femmes avant leur accouchement et la santé des bébés, mesurée par leur poids à la

---

[167] Adolphe PINARD, « Les droits de l'enfant », *Annales de gynécologie et d'obstétrique*, juin 1917, tome XII, n° 2, pp. 513-517, p. 515.

[168] André ARMENGAUD, « L'Attitude de la société à l'égard de l'enfant au XIXe siècle », *Annales de démographie historique*, 1973, vol. 1973, n° 1, pp. 303-312, p. 305, doi:10.3406/adh.1973.1197.

[169] *Ibid.*, p. 309.

[170] *Ibid.*, p. 312.

[171] Le mot désigne les tétines pour enfant. La proposition de Pinard est adoptée par la Chambre des députés, mais n'est pas discutée par le Sénat. *Journal officiel de la République française*, *op. cit.*, p. 1438.

naissance[172]. À partir de cette observation initiale, Pinard oriente ses recherches et ses recommandations sur les effets bénéfiques pour l'enfant du bien-être des femmes : « *la femme pendant la gestation ne doit pas être surmenée* »[173]. Il partage ainsi le souhait que « les pouvoirs publics interviennent pour protéger la femme enceinte pendant les trois derniers mois de sa grossesse et le fœtus pendant les trois derniers de sa vie intra-utérine »[174]. L'intervention que prône ici Pinard pour protéger l'enfant se base donc d'abord sur un volontarisme étatique qui tend à construire ici une politique de régulation du marché du travail, le surmenage renvoyant effectivement au travail des femmes, notamment des ouvrières.

Comme théorie, la puériculture constitue en soi une entreprise de recherche des conditions favorables au bien-être de l'enfant. Toutefois, cette recherche produit une vision instrumentale de la femme. En effet, l'amélioration des conditions d'existence des femmes n'est qu'un moyen pour atteindre et améliorer celle des enfants. Pinard l'exprime très clairement dans une conférence qu'il tient pendant la Première Guerre mondiale : « si l'on veut faire œuvre de protection infantile vraiment efficace, *il faut d'abord, et ensuite, et toujours protéger la mère* »[175]. De ce fait, la protection des femmes, et plus particulièrement des (futures) mères n'est qu'un instrument de limitation de la mortalité infantile : « Défendre l'enfant, c'est le protéger. Or, qui peut mieux que la mère protéger son enfant ? »[176]. Il insiste : la protection de l'enfant passe par la mère ; c'est une « vérité incontestable »[177]. Ainsi, Pinard confère un rôle crucial aux mères, qui est celui de préserver la vie de l'enfant, car la protection qu'elle peut lui apporter est la plus efficace, car « la

---

[172] Adolphe PINARD, « A propos du développement de l'enfant », *Revue scientifique*, 1896, vol. 33, n° 1, 4 - tome V, pp. 109-111, p. 110-111.

[173] *Ibid.*, p. 111.

[174] Adolphe PINARD, « De la conservation et de l'amélioration de l'espèce », *op. cit.*, p. 170.

[175] Adolphe PINARD, « La Guerre et la défense de l'enfant. Avant sa naissance et dans le premier âge », *in La Guerre et la vie de demain*, Alliance d'hygiène sociale, 1915, p. 88.

[176] *Ibid.*, p. 89.

[177] *Ibid.*, p. 88.

plus naturelle »[178], ce qui est à lier à notre analyse du rapport au naturel qu'entretient Pinard. Il est donc possible de constater que Pinard réalise un renversement conceptuel en insistant sur l'attention de la mère à l'enfant, qui rejoint le changement de regard porté à l'enfance. Ce retournement se traduit par un sacrifice physique et temporel de la mère illustré par exemple par l'allaitement développé ci-dessous. Le caractère vital de la présence de la mère pour l'enfant centre ainsi « Tous nos efforts [...] à ne pas éloigner la mère de l'enfant »[179]. Ainsi, si les propos de Pinard insistent sur la nécessité d'améliorer les conditions des femmes, la construction des phrases ramène toujours à la finalité de l'assistance à l'enfant. De ce fait, la maxime « Le lait et le cœur d'une maman ne se remplacent jamais » que Pinard inscrit dans l'en-tête de ses articles de la revue *La sage-femme et le puériculteur*, est à comprendre comme un souci de renforcement de la possibilité pour les femmes de s'occuper de leurs enfants afin qu'ils connaissent un développement jugé plus appréciable. La matérialisation de la subordination de la mère à l'enfant est illustrée par le Code de protection de l'enfance avant la naissance que Pinard appelle de ses vœux qui listerait alors une série de contraintes légales pour les parents dans le but d'assurer l'avenir de l'enfant. La mère est nécessaire et le plus important des moyens, mais n'est qu'un moyen. La femme est alors caractérisée par un devoir, la reproduction, et une fonction, s'occuper de l'enfant. Le corps des femmes est alors à la disposition de leur (futur) enfant et est investi des attentes du puériculteur.

L'importance que Pinard impose aux femmes semble disproportionnée au regard de la méfiance qu'il porte envers les individus. Si tous les dispositifs de contrôle et d'incitation qu'il souhaite mettre en place sont divers moyens de répondre à son inquiétude, il semble néanmoins risqué, du point de vue de l'obstétricien, de conférer un rôle d'une telle ampleur aux femmes. En effet, il a déjà été montré que les individus, du fait de la configuration de la société, développent une forme de

---

[178] *Ibid.*, p. 89.

[179] Adolphe PINARD, « De la Puériculture », *Revue scientifique*, 1897, vol. 34, n° 2, 4 - tome VIII, pp. 135-140, p. 139.

prévoyance néfaste qui constitue alors un élément de défiance envers les foyers et leur aptitude à enrayer le péril qu'ils réalisent. De plus, lorsque les couples font des enfants, il leur arrive de faire des « déchets ». Ainsi, il serait possible de s'attendre à une proposition de Pinard qui court-circuiterait le recours aux individus dans le développement des enfants. Pourtant, il proclame que « la France ne se repeuplera que par la *Famille* »[180]. À cette conviction, le puériculteur évoque comme argument l'incapacité de l'État à s'occuper des enfants[181]. Il est aussi possible de considérer que Pinard a une préférence pour la famille en tant qu'entité naturelle, contrairement à l'État. Or, comme ce qui est naturel est considéré comme préférable, Pinard choisit donc de faire porter la double responsabilité sur les couples de participer à la continuité de l'humanité par la procréation et en s'occupant des petits. De plus, le médecin souhaite à tout prix empêcher l'éloignement entre l'enfant et sa mère. Ce choix s'inscrit également dans la croyance de Pinard en l'éducation comme facteur d'élévation intellectuelle des individus et comme moyen de relever les défis existentiels auxquels font face la France en particulier et le monde en général.

Les femmes, pour Pinard, doivent donc avant tout s'occuper des enfants et les protéger les enfants pour qu'ils deviennent vigoureux. En ce sens, elles ne sont qu'un moyen utilisé par la société pour garantir la bonne santé des futures générations. Si Pinard est une figure du changement de perception de la société vis-à-vis de l'enfant, il opère un recentrage vers les enfants qui est réalisé au détriment de la mère. La priorisation de la protection du futur de l'humanité justifie alors chez l'auteur des condamnations morales des personnes jugées comme de mauvaises mères ou femmes.

---

180 Adolphe PINARD, « De la dépopulation en France », *op. cit.*, p. 133.
181 *Ibid.*

1.2.2.2. La criminalisation morale des égarements au rôle social

Le rôle déterminant confié aux mères pour l'avenir de l'humanité est tel qu'il permet de justifier la dénonciation, la surveillance et la régulation des actions des femmes. Si les puéricultures, instituts et autres services imaginés et matérialisés par Pinard contribuent à la surveillance et au contrôle des corps des femmes en tant qu'institutions disciplinaires, ils sont exercés de manière positive, c'est-à-dire dans le but de former, informer et corriger les corps et pratiques. Cependant, Pinard vilipende les mauvaises pratiques de femmes en rapport avec l'allaitement et, par extension, les femmes elles-mêmes qui les réalisent. Le manque de volonté d'avoir plus d'enfants n'est pas développé ici puisqu'il concerne le couple, ou plus précisément la famille pour Pinard, et non simplement les femmes : « La vraie cause de la faible natalité en France est la VOLONTÉ DES FRANÇAIS »[182].

Selon Pinard, le rôle central des mères est accompli principalement par l'allaitement. En effet, selon le puériculteur, le lait constitue la meilleure nourriture pour les jeunes enfants et même « *la seule nourriture* de l'enfant pendant la première année »[183]. Ce rang confié au lait tient au fait qu'il est « l'aliment complet, parfait, élaboré pour le nouveau-né »[184]. Toutefois, si le lait est essentiel et même vital, tous les laits n'ont pas la même valeur. Effectivement, Pinard fustige les tentatives de remplacement du lait maternel par le lait industriel considéré comme étant de moins bonne qualité, durant ce qu'il appelle la première vie des enfants : « le *seul bon aliment pour l'enfant est le lait de la mère*. Il n'est pas un lait d'animal, il n'est pas un produit quelconque qui puisse lui être comparé » [185]. Cette affirmation est répétée lors d'autres interventions :

---

[182] *Ibid.*, p. 131.

[183] Adolphe PINARD, *La Puériculture du premier âge. Nourriture - Vêtement - Hygiène*, *op. cit.*, p. 175. Le lait et l'eau doivent d'ailleurs rester les seules boissons des enfants jusqu'à 6-7 ans. À partir de cet âge, l'enfant peut consommer d'autres boissons, notamment le vin (*Ibid.*, p. 180).

[184] Adolphe PINARD, « De la puériculture », *op. cit.*, p. 8.

[185] *Ibid.*

> « [...] je viens [...] répéter, proclamer bien haut que *le lait de la femme pris au sein est et sera toujours supérieur à tous les laits stérilisés maternisés imaginables, et que le lait stérilisé ne sera jamais pour le nouveau-né qu'un pis-aller* »[186].

Outre la qualité supposément supérieure du lait maternel, le plus important est qu'il n'existe aucun intermédiaire entre le sein maternel et la bouche du bébé, ce qui a comme conséquence d'empêcher toute apparition de maladie[187]. Adolphe Pinard construit donc l'allaitement maternel comme un devoir justifié par l'idée selon laquelle le lait est la seule nourriture qu'il est possible d'administrer à l'enfant et que le lait maternel est irremplaçable et nécessaire : « *la seule nourriture qui lui* [l'enfant] *convienne*, [...] c'est le lait de la femme pris au sein. »[188]. Si Pinard justifie la supériorité de l'allaitement maternel par un argument qualitatif et un argument sanitaire, il est possible de considérer que le caractère naturel de l'allaitement maternel joue dans la préférence qu'à Pinard de celui-ci par rapport au lait industriel. Cette perspective explique clairement pourquoi Pinard qualifie négativement les femmes qui n'allaitent pas leur enfant d'« êtres antinaturels ».

Cette conception sous-tend alors que le refus d'allaiter constitue l'un des actes les plus horribles possibles, d'autant plus que selon Pinard, toutes les femmes peuvent allaiter : « Or, s'il est admis, reconnu, avéré, par tous les observateurs sérieux que toutes les mères ont du lait, est-ce que toutes les mères allaitent ? Hélas ! trois fois hélas ! il est loin d'en être ainsi »[189]. Cette situation est gravissime pour Pinard, car elle représente une « plaie par où s'en va [...] une partie de la vie de la France »[190]. Pinard distingue en deux catégories les femmes qui n'allaitent pas leur enfant : les femmes qui ne peuvent pas et les femmes qui

---

186 Adolphe PINARD, « De la Puériculture », *op. cit.*, p. 137.
187 *Ibid.*
188 Adolphe PINARD, « De la conservation et de l'amélioration de l'espèce », *op. cit.*, p. 169.
189 Adolphe PINARD, « De la puériculture », *op. cit.*, p. 9.
190 *Ibid.*

ne veulent pas ; qui constituent donc toutes deux à la fois des êtres antinaturels et des femmes malheureuses[191].

La première catégorie regroupe les femmes qui n'ont pas le temps, du fait de leur condition ouvrière, d'allaiter[192]. Pinard propose alors de créer un système d'assurance sociale alimentée par des dépenses publiques[193]. Cette proposition a le double effet de réduire la mortalité infantile en permettant aux plus pauvres d'allaiter, mais aussi d'augmenter la natalité. En effet, comme la dépopulation est causée par la prévoyance du fait que les parents n'ont pas les moyens d'avoir plus d'enfants et de les voir comme rentables, la prise en charge d'une partie de leur développement par la communauté constitue une incitation économique et permet de combattre la dépopulation. Toutefois, cette proposition montre encore une fois que la prise en charge sociale et collective des femmes est proposée en vue d'aider l'enfant.

La seconde catégorie regroupe les mères qui ne veulent pas[194]. Ces femmes se caractérisent par le fait qu'elles font élever leur enfant par une nourrice, ce qui constitue pour Pinard « un reste de l'époque barbare et l'un des derniers vestiges de l'esclavage »[195]. En réalité, le puériculteur attaque les nourrices. En effet, comme indiqué, le lait maternel constitue la véritable et seule nourriture pour la survie des enfants. Dès lors, confier son enfant à une nourrice, dite « mercenaire »[196], revient à le condamner ou, selon les mots du médecin, à abandonner son enfant[197]. Les femmes, mères ou nourrices, sont donc rendues coupables de meurtre pour Pinard : « C'est un crime de prendre à un enfant ce qui lui appartient, de la façon la plus incontestable, le lait de sa mère. Ainsi privé de son élément primordial de vitalité, il ne se plaint pas lui, il en meurt ! »[198]. L'obstétricien affirme donc très clairement que le lait de la mère appartient à

[191] *Ibid.*

[192] *Ibid.*, p. 20.

[193] *Ibid.*, p. 24-25.

[194] *Ibid.*, p. 9.

[195] *Ibid.*, p. 9-10.

[196] *Ibid.*, p. 9.

[197] *Ibid.*, p. 10.

[198] Adolphe PINARD, « Rapport sur la préservation des nourrices et des nourrissons contre la syphilis », *op. cit.*, p. 277.

l'enfant, ce qui signifie que le lait produit par la mère, et par extension ses seins, sont la propriété de l'enfant en bas âge. Là encore, les femmes se retrouvent dépossédées d'une partie de leur corps, y compris après l'accouchement, au profit de l'enfant. Cette possession est si importante pour Pinard, puisqu'il en va de la survie du petit, que la phrase « Le lait de la mère appartient à l'enfant » devient l'une de ses maximes, phrase qui a su devenir un slogan de la puériculture de Pinard. Ainsi, Pinard critique les mesures, publiques ou privées, destinées à aider les femmes qui ne veulent pas ou ne peuvent pas allaiter en leur proposant les services d'une nourrice. C'est ce qu'il fait lorsqu'il évoque un coupon distribué aux femmes nécessiteuses qui leur permet de confier leur enfant à une nourrice : « je ne crains pas de dire que cet abominable petit chiffon de papier a causé, depuis sa distribution ou sa vulgarisation dans les Maternités, la mort de beaucoup d'enfants »[199]. C'est pourquoi Pinard souhaite mettre en place une « Obligation légale ou administrative pour toute nourrice venant de quitter un nourrisson et qui veut se replacer, de posséder un certificat médical attestant que l'enfant auquel elle vient de donner le sein n'a été affecté d'aucun symptôme contagieux »[200]. L'exemple de l'allaitement illustre la volonté de Pinard de contrôler le corps des femmes ainsi que leurs activités, lorsqu'elles sont en lien avec les jeunes enfants, par la constitution d'une réglementation médico-légale, le droit n'étant que la discipline par laquelle il est possible de faire respecter les principes médicaux de la puériculture. Pinard synthétise ce point par ces mots :

> « […] on ne répétera jamais assez […] que le lait de la femme appartient non à elle, mais à son enfant : qu'elle n'a pas le droit d'en trafiquer à sa guise, et que si elle peut être admise à le céder à un enfant étranger, c'est seulement lorsqu'il est légitime de

[199] Adolphe PINARD, « La Guerre et la défense de l'enfant. Avant sa naissance et dans le premier âge », *op. cit.*, p. 119.
[200] Adolphe PINARD, « Rapport sur la préservation des nourrices et des nourrissons contre la syphilis », *op. cit.*, p. 218.

présumer qu'il n'est plus *indispensable à la vie et à la santé du sien* »[201].

Le champ lexical judiciaire se retrouve également dans l'expression « action coupable de deux mères »[202] pour évoquer l'allaitement d'un enfant de (moins de) sept mois par une nourrice.

Pinard imagine donc une configuration de la société particulière dans laquelle la femme est à la disposition de son enfant du fait de la conception de ce dernier comme un être faible, dépendant de la mère et avec un droit au lait maternel. Ce droit de l'enfant contraint les actes des femmes au profit de leur enfant et légitimise des mesures administratives ou légales à l'encontre des femmes au nom de l'intérêt jugé supérieur, car il en va de l'avenir de la communauté, de l'enfant. Cependant, l'allaitement ne forme pas l'unique objet d'application d'un droit de l'enfant qui entre en conflit avec la propriété de soi pour les femmes, comme l'atteste la question liée à l'interruption de grossesse.

1.2.2.3. Avortement et droit à la vie

L'avortement est un sujet producteur de nombreux débats en médecine et dans la société française à la fin du XIXe siècle et au début du XXe siècle, qui culminent avec les débats parlementaires sur la loi de 1920 qui tend à « réprimer la provocation à l'avortement et la propagande anticonceptionnelle »[203]. En dehors de son implication dans le

---

[201] Adolphe PINARD, « De la puériculture », *op. cit.*, p. 13.

[202] *Ibid.*, p. 14.

[203] Fabrice CAHEN, « De l'« efficacité » des politiques publiques : la lutte contre l'avortement « criminel » en France, 1890-1950 », *Revue d'histoire moderne et contemporaine*, 2011, vol. 58-3, n° 3, pp. 90-117, doi:10.3917/rhmc.583.0090. En tant que député, Adolphe Pinard a participé aux débats parlementaires sur la proposition de loi. Il n'a pas voté pour cette proposition, non pas parce qu'il était fondamentalement contre l'esprit de cette loi, mais parce qu'il n'appréciait

processus législatif en tant qu'homme politique, Pinard contribue au débat concernant la possibilité pour les femmes de disposer de leur corps pour pouvoir avorter. Sa contribution la plus notable apparaît dans son article « Du fœticide ».

Le titre de l'article est en soi évocateur de la manière dont Pinard conçoit la question. En effet, le terme est composé du mot « fœtus » et du suffixe « -cide », signifiant « frapper » ou « tuer ». Le mot désigne donc le meurtre du fœtus. Le mot ne semble donc pas neutre puisqu'il présente par construction l'action comme un meurtre tandis que le mot « avortement » renvoie à « *ab-orior* », c'est-à-dire à « mal naître ». De plus, treize ans plus tard, Pinard utilise même, dans le cadre des femmes tuberculeuses enceintes, l'expression d'« interruption de la gestation »[204] qui semble être plus neutre ou, en tout cas, moins connotée. Pinard, par le mot qu'il emploie, oriente alors la compréhension de l'acte qu'il décrit. Il n'est alors pas surprenant de constater que Pinard exprime une pensée qui ne permet pas aux femmes de pratiquer une interruption volontaire de leur grossesse puisqu'il considère l'avortement comme « un meurtre individuel et un crime national »[205].

Toutefois, son argumentaire repose sur la défense d'un droit à la vie de l'enfant considéré comme suprême : « Le droit de l'enfant à la vie est un droit imprescriptible et sacré »[206]. Ici, l'enfant ne désigne pas l'être humain après l'accouchement, mais l'être humain considéré comme une globalité, ce qui signifie que Pinard conçoit les fœtus et embryons comme des enfants et comme des humains. Cette acception est validée par les mots du puériculteur : « pour nous dès que l'être humain est procréé, [...]

---

pas la nature de la qualification pénale de l'avortement alors considérée au cours du processus législatif comme un délit et parce que la loi ne permettait pas la lutte contre la prévoyance anticonceptionnelle.

204 Adolphe PINARD, « De l'avortement soi-disant thérapeutique chez les femmes tuberculeuses en état de gestation », *Annales de gynécologie et d'obstétrique*, 1912, IX, n° 1, pp. 321-330, p. 322.

205 *Journal officiel de la République française : compte rendu in-extenso, Débats parlementaires, Chambre des députés*, Paris, Impr. du Journal officiel, 1920, p. 3070.

206 Adolphe PINARD, « Du fœticide », *in Leçon de réouverture faite à la clinique Baudelocque*, Paris, Steinheil, 1901, p. 5.

il nous est sacré »[207]. La procréation désigne bien le moment d'union des parents qui aboutit à la fécondation et non l'accouchement : « L'être humain n'arrive pas à la vie par le fait de la naissance, comme on le dit et pense généralement. Il est vivant depuis neuf mois, au moment de sa naissance à la lumière »[208]. De ce fait, chaque être procréé, même incomplet, car encore à un stade de développement dans le ventre de sa mère, est non seulement inclus dans la communauté humaine, mais dispose d'un droit à la vie. C'est pourquoi le médecin développe des recherches sur le fœtus considéré comme nouveau patient[209].

La force de cette sacralité de la vie de l'enfant est explicitée par Pinard : « Le droit de vie et de mort sur l'enfant n'appartient à personne, ni au père, ni à la mère, ni au médecin, ni même… au directeur d'une maternité »[210]. Cela signifie que dès ses premiers instants d'existence physique dans le ventre d'une femme, ce proto-individu, du fait de son devoir intergénérationnel, est investi d'une mission à remplir, mais fait également l'objet de fantasmes et peurs puisque tout un chacun peut contribuer au déclin de la qualité de la population. Cependant, la sacralité de la vie humaine prime sur cette peur, ce qui peut s'analyser comme la résultante d'une pensée néo-lamarckienne. L'espace est une donnée fondamentale dans la transmission de caractères acquis. Ainsi, par le biais de l'éducation à la prophylaxie, qui est censée déboucher sur une procréation éclairée, Pinard montre sa confiance en la capacité de la société d'empêcher les individus de devenir des dangers pour l'espèce.

Encore une fois, ce sont les femmes qui se retrouvent être les garantes de l'intégrité de l'enfant sans pouvoir refuser cette tâche. L'avortement illustre également le lien entre la gestion du corps des femmes et la communauté nationale. Pinard précise qu'il représente à la fois un meurtre, car vient mettre un terme à ce qui

---

[207] Adolphe PINARD, « De l'avortement soi-disant thérapeutique chez les femmes tuberculeuses en état de gestation », *op. cit.*, p. 329.
[208] Adolphe PINARD, « Les droits de l'enfant », *op. cit.*, p. 516.
[209] Paule HERSCHKORN, « Adolphe Pinard et l'enfant à naître : L'invention de la médecine fœtale », *Devenir*, 1996, vol. 8, nº 3, pp. 77-87, p. 80.
[210] Adolphe PINARD, « Du fœticide », *op. cit.*, p. 5.

est considéré comme la vie d'un enfant, d'une personne, et un crime national. Cette mise à égalité de la nature de l'acte entrelace la sexualité et le corps des femmes au destin de la nation.

Adolphe Pinard tente de répondre au défi de la dépopulation que doit, selon lui, relever la France comme complément de la nécessaire amélioration biologique de la population. Cet objectif se fait l'écho des préoccupations de la classe politique et d'une partie du champ scientifique de son époque. Pinard tente donc de répondre à la faiblesse quantitative de la France en essayant d'extraire la sexualité de la sphère privée dans le but de légitimer une action juridique ou étatique. Cette appropriation s'effectue selon deux arguments. Le premier est construit sur une reformulation de la liberté de choix, à la fois celle du conjoint ainsi que celle du nombre d'enfants, comme de l'égoïsme. Si l'égoïsme n'est pas défini par Pinard, il est possible de considérer, du fait du caractère négatif qu'il recouvre pour le médecin, qu'il dépeint la tendance à poursuivre son intérêt personnel au détriment de l'intérêt commun, ce à quoi il s'oppose fermement :

> « Or, je suis l'ennemi de l'individualisme. Pour moi, les conditions de milieu hygiénique ou social ne doivent pas avoir plus d'influence sur le choix d'une intervention que le nombre de naissances ne doit légitimer les opérations fœticides »[211].

Si ces phrases sont prononcées dans le cadre d'une intervention sur l'interruption de grossesse, elles montrent, pour ce qui est de la première, une position de principe et, pour la seconde, un cas particulier d'individualisme qui met en exergue une tension entre intérêt individuel et intérêt collectif.

L'intérêt commun étant ici celui de la nation, cela signifie que Pinard considère qu'il existe une divergence d'intérêt entre les individus, et les familles, et la nation. Or, comme le médecin confie aux premiers la mission de surmonter le défi commun, il

[211] *Ibid.*, p. 16.

apparaît alors comme légitime de permettre le regard de la communauté sur la sexualité. Ce regard est celui du médecin et, dans le cadre de la proposition de loi tendant à l'instauration d'une visite prénuptiale, du législateur et des pouvoirs publics. Les individus sont libres de former une union avec le partenaire qu'ils souhaitent, mais ils doivent, dans leur choix, prendre en compte l'intérêt biologique collectif. Le contrôle des lignées se base alors principalement sur la responsabilité individuelle. Le second argument est basé sur la création d'un devoir moral de répétition de la société par reconduction de la reproduction telle que réalisée par les anciens. Une fonction rituelle est donc accolée à l'acte reproducteur. Ce devoir moral lie chaque individu au collectif dans un contrat implicite imaginé par le puériculteur. Ces deux arguments tendent alors à opérer une transformation de la sexualité en fonction collective d'immortalisation de la société. Cela a pour conséquence de coincer l'individu entre liberté et désir individuels et le déterminisme imposé en ce qui concerne la procréation. Le sujet est capable de façonner le futur de l'humanité, en tant que détenteur d'une fraction de la puissance créatrice de la communauté, mais porte le poids de la responsabilité d'empêcher son déclin qui l'écrase.

Cette ambivalence conduit à deux changements dans les rapports entre la société et le sujet, illustrés par le cas des femmes. La responsabilité dont est dépositaire l'individu, et en particulier la femme, ainsi que l'approche communautaire de la reproduction justifient une action de la puissance publique. Elle se met en œuvre, dans l'esprit de Pinard, par une action conjointe de l'autorité médicale et du pouvoir judiciaire au travers de l'implémentation de certificats médico-légaux, mais également par des régulations législatives et sociales qui tendent à instrumentaliser les femmes dans le but d'assurer la protection de l'enfant. Le second changement consiste en la dépossession de parties du corps, notamment de celui des femmes, dont la propriété est transférée à l'enfant, né ou à naître. L'interventionnisme de la puissance collective et publique réaffirme la volonté transformatrice de la pensée de Pinard et sa vision non fataliste de l'histoire. Il croit en la capacité de l'ingénierie sociale étatique et de l'éducation de s'écarter de la pente décliniste. La puériculture se présente comme la science de recherche des outils capables de sauver l'humanité de la dégénérescence. Si Pinard ne souhaite pas supprimer l'individu ou la famille, leurs capacités se retrouvent subordonnées à l'objectif collectif de repopulation éclairée.

Toutefois, Pinard ne borne pas son analyse et ses préconisations sur la base des besoins actuels et futurs de la France. En réalité, la nécessité du recours à la puériculture chez Pinard ne résulte pas que d'une peur de l'autodestruction de la société, bien que cet élément soit primordial, c'est-à-dire l'élément premier qui pousse Pinard à développer cette science ainsi que l'élément essentiel, mais également d'une dimension morale. Pour le médecin, l'eugénisme qualitatif qu'il propose représente en effet un pas de plus dans les progrès réalisés par l'humanité.

1.3. L'eugénisme qualitatif comme progrès moral

Empêcher la ruine de l'espèce n'est pas qu'une problématique scientifique, mais aussi, et peut-être d'abord, une mission morale. Pinard, comme les autres eugénistes de son époque, fait de l'amélioration des individus et de la lutte contre la dégénérescence un enjeu que seules les sociétés civilisées peuvent relever. C'est avec cette perspective qu'il se permet de qualifier moralement actions, processus, individus et sociétés dans le cadre de ses discours, mais également au sein de ses publications scientifiques. Parallèlement, les organisations desquelles Pinard est membre effectuent ce rapprochement explicite entre travaux scientifiques et morale[212]. La présence

---

[212] Le nom même de ces organisations font ce lien. Il est ainsi possible de citer en exemple la *Société française de prophylaxie sanitaire et morale*. Fabrice Cahen, dans sa thèse, *Gouverner les mœurs. La lutte contre l'avortement en France, 1890-1950* montre la centralité de Pinard dans nombre d'associations qui font ces liens.

importante de la morale dans le discours du puériculteur est à comprendre comme l'acception de la morale comme « science pratique », ou science d'« action » selon la définition donnée par Arthur Bauer en 1912[213], donc non pas comme ce qui se rapporte aux mœurs, mais une discipline de recherche et d'application de règles sur l'homme basées sur une idée du bien. Chez Pinard, comme chez Bauer, cette science s'inscrit dans une perspective positiviste d'amélioration de l'homme. Bauer indique qu'il s'agit de « sculpter, non pas seulement dans sa forme extérieure, mais dans ses organes internes »[214] l'individu. Cependant, il ne s'agit pas ici d'examiner les règles morales qu'entend promouvoir Pinard, mais d'étudier les principes moraux auxquels se rattache la pensée de l'auteur. Cet entrelacement de la science et de la morale ne répond pas simplement à un objectif argumentatif de légitimation, mais constitue une promesse de bonheur formulée par le puériculteur.

D'une part, le bonheur est envisagé dans sa conception utilitariste et s'atteint comme conséquence du programme de la puériculture. D'autre part, la surveillance et l'action mises en œuvre sur les éléments défectueux de la société apparaissent comme devoir d'humanité.

1.3.1. Diminution du malheur par la disparition des malheureux

L'eugénisme qualitatif du professeur Pinard est particulier en ce qu'il se focalise sur les enfants (à naître). La première section s'intéresse au discours du médecin sur la satisfaction retirée de certaines procréations qu'il déploie afin de présenter l'eugénisme qualitatif comme une réduction des peines humaines. La prophylaxie joue alors un rôle déterminant dans la réalisation du programme. La réflexion du médecin nous conduit à penser la

---

213 Arthur BAUER, *La conscience collective et la morale*, Paris, Librairie Félix Alcan, 1912, pp. 10-13.
214 *Ibid.*, p. 13.

puériculture à partir du problème de non-identité[215]. Toutefois, cette morale qui caractérise le moment pré-conceptionnelle est complétée par des politiques économiques incitatives. Cette approche précise également sa préférence pour une perspective plus qualitative que quantitative tout en le distinguant d'autres eugénistes qualitatifs. Cette partie de notre recherche nous amène à comprendre les conclusions de l'eugénisme négatif de Pinard en ce qui concerne des questionnements éthiques sur la procréation.

1.3.1.1. Naissance et utilité

La pensée de Pinard s'inscrit dans une philosophie morale bien particulière, celle de l'utilitarisme[216]. L'utilitarisme connaît plusieurs variantes et des débats internes qui mènent à des positions diverses et variées, mais se rejoignent derrière la célèbre maxime de Bentham : « Le plus grand bonheur pour le plus grand nombre ». De cette phrase, il est possible de tirer les caractéristiques de toute doctrine utilitariste. La première est que l'utilitarisme est une philosophie du bonheur en ce qu'elle tente de décrire les moyens pour l'atteindre. La deuxième est que l'objectif recherché par l'utilitarisme ne dépend pas d'une puissance supérieure, comme un dieu, mais des hommes eux-

---

[215] Le problème de non-identité tient à l'impossibilité de concilier trois éléments : l'intuition qu'une action n'est mauvaise que lorsqu'elle est considérée comme telle par une personne (*person-affecting view*), l'intuition que mettre au monde un individu avec un handicap n'est pas une action mauvaise pour cet individu et l'intuition selon laquelle des manières de mettre au monde un individu, sans être mauvaises (*wrong*), ne sont pas moralement bonnes. Autrement dit, il s'agit de savoir s'il est possible de faire du tort à une personne par une action dont l'effet négatif ne place pas la personne dans une situation plus défavorable que la situation ou toute autre action aurait été menée (qui correspond ici à la non-procréation). Le problème est originellement décrit dans Derek PARFIT, *Reasons and Persons*, Oxford University Press, 1986, doi:10.1093/019824908X.001.0001.

[216] Il est question dans cette section de l'utilitarisme moderne.

mêmes[217]. Cette caractéristique entre en résonance avec les propos de Pinard qui exclut Dieu de son discours au plus tard en 1903 :

> « Je reconnais que, jusqu'à présent, dans les programmes de morale de toutes nos écoles, il est encore question de Dieu. Malgré tout le respect, toute la vénération que j'ai pour les grands maîtres de l'Université, je ne suis pas, sur ce point, en parfaite communion d'idées avec eux. J'ose penser qu'on peut parler morale sans parler de Dieu »[218].

Cette opinion renforce à la fois la puissance créative de l'homme, capable de forger son avenir, et sa responsabilité qui se couple avec la solitude de la sortie de Dieu.

Une troisième caractéristique vient préciser la compréhension de l'homme dans la doctrine utilitariste, à savoir un individu, égal aux autres[219], dont le bonheur peut être exprimé et calculé sous une forme quantitative appelée utilité. De cette caractéristique découle la nature conséquentialiste de l'utilitarisme : la nature d'une action est jugée sur la base de ses conséquences. Une action, loi, coutume, etc. est alors considérée comme mauvaise si, et seulement si, elle a pour conséquence un effet négatif sur l'utilité d'un ou plusieurs individus[220]. Toutefois, des points de divergence apparaissent sur la question de l'intensité ou nature de l'effet négatif qui entraînerait l'acception d'une action comme mauvaise. L'autre point qui découle de cette caractéristique est la nature « welfariste » de l'utilitarisme[221], c'est-à-dire que seul le bonheur ou bien-être est recherché comme finalité.

---

[217] Will KYMLICKA, *Contemporary Political Philosophy: An Introduction*, 2nd ed., Oxford; New York, Oxford University Press, 2002, p. 11.

[218] Adolphe PINARD, « De la Pédagogie dans ses rapports avec la démocratie », *op. cit.*, p. 14.

[219] William H. SHAW, « Utilitarianism », *in* Robert W. KOLB (dir.), *The Sage encyclopedia of business ethics and society*, Second edition., Los Angeles, SAGE reference, 2018, pp. 3518-3523, p. 3520.

[220] Will KYMLICKA, *Contemporary political philosophy*, *op. cit.*, p. 11.

[221] William H. SHAW, « Utilitarianism », *op. cit.*, p. 3519.

C'est sur ces deux derniers points que se construisent les théories utilitaristes et leurs applications, dont celle de Pinard. L'utilitarisme qu'il est possible de déceler dans la construction théorique de Pinard est ce qui est appelé par Roderick Ninian Smart l'« utilitarisme négatif » (*negative utilitarianism*) en lien avec la description de cette doctrine donnée par Karl Popper dans *La société ouverte et ses ennemis*[222]. Selon cette version, il faudrait substituer à la maxime de Bentham la phrase « La plus petite quantité de malheur évitable pour tous » (« *The least amount of avoidable suffering for all* »)[223]. En effet, Pinard, à partir de la définition du sujet, ses responsabilités et ses rapports avec la communauté, légitime moralement le programme prophylactique de la puériculture :

> « Non, la République doit faire plus. En se penchant avec bonté sur la douleur et la misère humaines, elle accomplit un beau geste, qui doit être ; mais, en s'efforçant de diminuer le nombre des malheureux, elle fera mieux, elle fera un [*sic*] bonne action. Cet effort, elle peut et elle doit le faire »[224].

Cette citation présente le programme moral du puériculteur. Le but est en effet de diminuer le nombre de « malheureux ». Or, cette diminution ne se fait pas d'abord par une réduction des peines des vivants, mais par l'absence d'apparition de peines chez ces malheureux. Ces malheureux sont évidemment les « chétifs », les « dégénérés » et « déchets sociaux ». Ces personnes sont donc par nature peinées, d'où leur qualification en tant que malheureux. Leur malheur est inné et Pinard propose de l'effacer. Cependant, cet effacement, en l'absence de capacité de la société de remettre dans la normalité ces personnes, se traduit par la non-naissance de ces individus :

---

[222] R. N. SMART, « NEGATIVE UTILITARIANISM », *Mind*, 1958, LXVII, n° 268, pp. 542-543, p. 542, doi:10.1093/mind/LXVII.268.542.
[223] *Ibid.*
[224] Adolphe PINARD, « À la jeunesse, pour l'avenir de la race française », *op. cit.*, p. 20.

« Sommes-nous donc condamnés à voir éternellement ces tristes choses et à rester impuissants en les contemplant ! Je suis convaincu, au contraire, que nous pouvons, nous devons, là encore, être puissants […] : on peut, on doit restreindre le nombre des faibles, des dégénérés, des infirmes et des idiots, en faisant disparaître la cause qui les produit avant leur procréation »[225].

Pinard invite les individus à réduire la quantité d'utilité négative en évitant son apparition et ses porteurs. Cette conception suit parfaitement une logique utilitariste négative puisqu'elle vise à minimiser, ou « restreindre » dans les mots de Pinard, les peines, ou « malheureux », dans une perspective conséquentialiste puisque le caractère bon de la recommandation de Pinard est jugé d'après sa conséquence espérée qui est une augmentation du bonheur par la disparition des peines.

Il s'agit d'empêcher non pas des naissances, auquel cas la position pourrait être justifiée par l'acception de l'embryon et du fœtus comme humains à part entière et rendrait possible une diminution de leur peine par leur mort, mais des procréations. Or, cela signifie que les acteurs concernés considèrent cette procréation, et la naissance qui en découle, comme productrices de désutilité. Ce questionnement rejoint la réflexion philosophique autour du problème de la non-identité, soit de savoir si mettre au monde une personne qui va nécessairement, ou risque grandement de, développer un handicap correspond à un tort qui justifie la décision d'empêcher cette naissance. Pour répondre à cette interrogation, il convient de revenir à l'opinion de Pinard sur les malheureux dont la procréation doit être évitée et de définir les acteurs concernés par la procréation. Effectivement, le puériculteur considère que ces êtres sont malheureux par nature, ce qui signifie que c'est une caractéristique indissociable de leur condition et de leur être. Dès lors, l'évitement des procréations des individus dont il est certain qu'ils disposeront de cette caractéristique empêche la production d'une utilité négative. De ce fait, il s'agit d'empêcher, au niveau

[225] Adolphe PINARD, « De la conservation et de l'amélioration de l'espèce », *Revue scientifique*, 1899, vol. 11, n° 6, 4, pp. 167-174, p. 172.

individuel, une utilité négative. Ce niveau individuel comprend le potentiel porteur de la caractéristique, mais aussi le couple qui, selon l'obstétricien, conçoit un enfant porteur d'une « tare » comme une charge (voir infra). Cependant, la pensée de Pinard présente également une portée collective et s'inscrit dans des rapports individu-société. Cet empêchement correspond à une véritable diminution du malheur pour la société dans son ensemble. Dès lors, les (futurs) individus sont considérés, du point de vue de la société, comme des quantités d'utilité, positives s'ils sont « sains », ou négatives, dans le cas des pathologiques. Adolphe Pinard légitime donc l'idée d'empêcher la vie avant qu'elle ne se forme en considérant d'une part les individus « tarés » comme intrinsèquement malheureux et en faisant de l'ensemble des membres d'une communauté comme autant d'utilités pour elle. Il s'agit alors, pour le médecin, de restreindre l'utilité négative de la société en évitant sa production.

L'utilitarisme négatif de Pinard repose donc sur la minimisation collective de la désutilité et la disparition individuelle du malheur biologique. Cette conception confère à la puériculture une dimension morale et un objectif de bonheur pour la société comme résultante de la diminution des maux par, notamment, les actions sur la procréation. Pinard résume cet objectif dans une formule centrale : « De par l'Eugennétique, nous voulons une humanité plus heureuse ou moins infortunée que l'humanité actuelle et [...] je proclame que le bonheur des êtres humains contient toute la morale. »[226]. Cette perspective morale vient renforcer les liens entre individu et société en plaçant son action au sein du grand calcul déterminant l'utilité globale et le bien-être de la société. Toutefois, dans la continuité du projet global et globalisateur de Pinard, la philosophie morale du puériculteur se poursuit sur les vivants au niveau individuel en lien avec la nature égoïste de l'individu.

---

[226] Adolphe PINARD, « De l'Eugennétique », *op. cit.*, p. 717.

1.3.1.2. Utilitarisme et égoïsme

Pinard se rattache à une pensée politique qui se base sur la fixation d'un objectif commun précis : la régénération de l'espèce humaine. Cela signifie que la problématique de la tension entre individu et société ne tient pas à l'absence de réponse quant aux conditions de réalisation d'un « vivre-ensemble » apte à réaliser cet objectif puisqu'elles sont données par le programme de la puériculture. En revanche, la tension fait apparaître le besoin de transformer la nature de l'organisation sociale de manière à ce que la conservation du capital biologique devienne un désir dominant celui de la poursuite de son intérêt personnel dont les conséquences peuvent être néfastes pour le collectif. Pinard appelle alors de ses vœux la création d'une compréhension collective de la reproduction comme plus haut. Plus qu'individuelle, la reproduction est collective en tant qu'acte qui apporte et détermine le groupe.

Cependant, cet appel est plus un souhait du médecin qu'un objectif concret. Il serait faux de considérer que cet espoir n'est que l'exagération d'un homme dont nous avons pu constater l'appétence pour la formule et les figures hyperboliques. Une partie de l'organisation sociale désirée par Pinard consiste justement à transformer cette attente individuelle en mission collective. Or, force est de constater que Pinard lui-même considère ces dispositifs insuffisants, au moins à court terme. Une autre partie des mécanismes promus par le puériculteur s'appuie en effet sur la nature égoïste des individus. C'est ce que montre Fabrice Cahen dans son article sur la lutte des parlementaires français contre l'avortement dans le tournant de la fin du XIXe siècle et du début du XXe siècle. Il rapproche Pinard de natalistes laïcs comme ses amis Charles Richet et Jacques Bertillon, qui prônaient des mesures propres à enrichir la politique familiale par le biais de la création d'incitations financières incitatives. Il évoque ainsi les allocations familiales censées rendre l'utilité retirée par la procréation d'enfants supérieure à l'absence d'enfants[227]. L'obstétricien utilise même le vocabulaire financier :

> « *Lorsqu'il y aura* INTÉRÊT *à avoir des enfants, lorsque ces derniers ; au lieu de constituer des charges, pourront devenir pour leurs parents* UN PROFIT *plus ou moins immédiat, mais certainement possible, alors seulement on verra se produire l'augmentation de la natalité en France* »[228].

Dans le même registre, Pinard liste « les moyens de permettre aux mères malheureuses de conserver leurs enfants près d'elles et de les alimenter aussi bien que possible »[229] en lien avec la catégorie des femmes qui ne peuvent allaiter décrite plus haut. En faisant un rapprochement avec l'allocation vieillesse pour expliquer que les nations civilisées ont pour devoir d'apporter une assistance financière aux mères :

> « Oui, certes, il y a des dépenses à faire, et si vous les déclarez impossibles, ne vous plaignez plus de la dépopulation [...] Mais je suis rassuré. À une époque où l'on a enfin compris que l'assistance à la vieillesse était [...] inéluctable [...], il serait monstrueux qu'on n'agit pas de même pour l'assistance obligatoire aux enfants. Vous avez respecté, sanctifié le travail d'hier, préparez, protégez le travail de demain : *l'assurance du lait maternel aux enfants doit être le corollaire de l'assurance du pain quotidien aux vieillards* »[230].

Il est intéressant de constater que cette dernière affirmation s'intègre parfaitement à la pensée collective et intergénérationnelle de Pinard qui s'étend au-delà des questions

---

[227] Fabrice CAHEN, « De l'« efficacité » des politiques publiques : la lutte contre l'avortement « criminel » en France, 1890-1950 », *Revue d'histoire moderne et contemporaine*, 2011, vol. 58-3, nº 3, pp. 90-117, p. 96-97, doi:10.3917/rhmc.583.0090.
[228] Adolphe PINARD, « De la dépopulation en France », *op. cit.*, p. 132.
[229] Adolphe PINARD, « De la puériculture », *op. cit.*, p. 20.
[230] *Ibid.*, p. 24-25.

strictement sexuelles pour toucher à l'organisation sociale et à la répartition des richesses. Cette institutionnalisation du devoir intergénérationnel a pour but de (re)constituer une solidarité entre les individus d'une même société pour éviter son effritement du fait des conséquences de l'individualisme. C'est donc, en plus d'un devoir et d'une réalité institutionnelle, un sentiment de proximité et de solidarité qui est censé résulter de ce genre de politiques dont la finalité est de conserver la société et, dans le cas de Pinard, la race humaine. De ce fait, Pinard, après avoir discuté de l'efficacité de divers dispositifs (crèches, gouttes de lait, consultations de nourrissons et sociétés philanthropiques) qui permettent aux femmes d'allaiter leurs enfants tout en gagnant suffisamment d'argent en travaillant, considère que le plus efficace est une augmentation des revenus par une redistribution des richesses. Là encore, cette proposition témoigne de la vision de l'individu comme agent maximisateur, notamment dans le cadre économique et financier. L'individu est considéré comme trouvant son bonheur dans la parentalité, notamment la mère qui trouve le bonheur en étant mère de famille, mais ce bonheur est jugé imparfait par les agents maximisateurs, car ils ont la conscience de leur incapacité, notamment matérielle et financière, de s'occuper de la source de leur bonheur : l'enfant.

Cela n'a rien de surprenant au regard de la manière dont Pinard conçoit la nature humaine. En effet, il a été indiqué que Pinard fait de l'individualisme un caractère inné de l'homme. De plus, cet individualisme est assimilé à un égoïsme. Dès lors, il ne paraît pas pensable de changer structurellement la nature humaine, d'une part parce que la tâche apparaît insurmontable, au moins à court terme, et d'autre part parce que cette nature humaine est certes dangereuse, mais pas nécessairement mauvaise. De plus, Pinard n'a nullement l'intention de modifier la nature qu'il ne cesse de louer. En réalité, les dispositifs cités se basent sur un principe incitatif, ou plus précisément sur une tentative d'orientation de l'égoïsme des individus par le biais d'une méthode utilitariste qui maximise l'utilité retirée par les individus de certaines actions ou absences d'actions et de comportements.

L'utilitarisme dépasse ainsi strictement le domaine moral pour servir de support direct de politiques publiques économiques incitatives. Le recours à l'utilitarisme répond à l'acception et acceptation d'une nature humaine égoïste qu'il est nécessaire d'orienter par la science pour garantir la stabilité de l'ordre social. Cependant, cet égoïsme inné ne représente en rien pour le puériculteur un élément de légitimation morale d'une mise en œuvre d'une politique discriminante entre les humains en dehors de la procréation et encore moins une raison de renier l'espoir d'une élévation mentale de l'être humain.

1.3.2. L'égalité minimale ou la grandeur de la République

La morale est, en tant que science pratique, intimement liée aux valeurs que la société se donne et tente de transmettre aux membres qui la composent. Or, se pencher sur la nature des valeurs promues par Pinard au rang de celles qui doivent caractériser la société dans son ensemble et dans ses parties revient à dessiner un peu plus précisément la vision du sujet que porte la puériculture. Additionnellement, cela revient à s'intéresser à ce que la société, et plus précisément la force collective, notamment publique, peuvent et (ne) doivent (pas) faire sur le sujet. Cette section s'intéresse en premier lieu à la distinction de la nature de l'action de la force publique sur l'individu. Ensuite, le problème de l'incertitude auquel est confrontée la communauté d'après l'obstétricien permet de préciser les droits et capacités des individus.

1.3.2.1. Devoir d'assistance

La notion d'assistance peut être comprise de deux manières différentes. L'assistance peut correspondre à une aide, qui désigne ce sans quoi le(s) destinataire(s) ne peuvent atteindre leur objectif (la survie ou un niveau de vie jugé acceptable pour ce qui intéresse Pinard), ou correspondre à un soutien ou accompagnement, c'est-à-dire ce qui apporte des éléments utiles, mais non nécessaires au(x) destinataire(s). La République, l'État, la collectivité, la puissance et le regard de la société, assistent les individus selon ces deux niveaux en fonction de leur qualité.

La première situation, celle de l'assistance comme aide, est donnée par le court commentaire rédigé par Pinard sur le discours prononcé par Raymond Poincaré. Il a déjà été indiqué que le président de la République voit positivement le fait pour le régime de se pencher « avec bonté sur la douleur et la misère humaine »[231]. Cependant, ce rôle est borné : « Mais sans se faire l'illusion que la Société puisse entièrement triompher de la nature, sans croire qu'il soit loisible à personne de maîtriser le sort et de fixer le bonheur »[232]. De ce fait, cette assistance relève bien plus du soutien que de l'aide puisque Poincaré ne propose pas une action substantielle permettant la transformation de la situation du ou des destinataire(s). Dans son commentaire, Pinard évoque justement son projet de reconfiguration de ce rôle de soutien en aide selon des principes utilitaristes négatifs réalisés par une imprégnation des principes de la puériculture.

La seconde situation est donnée par le même commentaire. À la suite des mots de Poincaré, le médecin indique que « la République doit faire plus ». Or, si « faire plus » signifie que l'action est insuffisante, sa poursuite reste tout de même désirée. Il ajoute que cette assistance est « un beau geste qui doit être continué ». Cela signifie que les « dégénérés », ceux que Pinard et ses contemporains observent et qui manifestent parfois ostensiblement leur tare, doivent faire l'objet d'un soutien. Autrement dit, là où les « tarés » à naître doivent être tués *avant* l'œuf en empêchant leur procréation et leur existence, les « tarés » déjà nés doivent faire l'objet d'un regard compassionnel et d'actions qui tentent d'améliorer leur sort de la part de la société.

---

231 Adolphe PINARD, « À la jeunesse, pour l'avenir de la race française », *op. cit.*, p. 20.
232 *Ibid.*

Une illustration de cette attention est la recherche par Pinard de pratiques médicales conservatrices. Il a en effet essayé de produire des protocoles médicaux pour diminuer la mortalité des enfants nés prématurément [233]. Il a également contribué à l'introduction de nouveaux types de couveuses dans les structures médicales[234]. Ces éléments semblent en contradiction avec l'affirmation de Carol qui indique que Pinard ne voulait pas « gaspiller des efforts pour couver des produits, par nature, mauvais et ratés au départ. »[235].

De ce fait, par, notamment, le soin et la redistribution, les individus sains doivent sacrifier une partie de leur ressource, de leur utilité, pour satisfaire les besoins des sujets que Pinard souhaiterait ne pas voir advenir. Par ce geste, le médecin affirme implicitement que le « dégénéré » n'est pas une figure dont il faut se débarrasser parce qu'il représenterait un coût financier pour la communauté. Au cours d'une conférence durant la Première Guerre mondiale, il va plus loin lorsqu'il déclare que doit être respecté le principe du « RESPECT SACRÉ DE LA PERSONNALITÉ HUMAINE, QUELLE QUE [*sic*] PETITE QU'ELLE SOIT »[236]. Ce principe de « SOLIDARITÉ »[237] peut être rapproché de ce que le puériculteur indiquait dans son article sur le fœticide où il précisait que « dès que l'être humain est procréé, […] il nous est sacré ». La liaison de ces deux citations, couplée à ce qui vient d'être inscrit, montre que Pinard ne sacralise pas uniquement la vie des sains, mais toutes les vies. De ce fait, pour le médecin, il est moral pour une société d'aider toutes ses parties au nom de la sacralité de la vie conférée à tous. Il y a donc une forme d'égalité minimale entre le sain et le pathologique par leur qualité d'humains vivants.

---

[233] L'un de ces protocoles prévoyait l'injection de sérum de chien considéré comme un « tonique puissant » : Adolphe PINARD, *Clinique obstétricale*, Paris, Steinheil, 1899, p. 75.

[234] Catherine ROLLET, « Les prématurés au XIXe siècle : entre humanisme et technique », *in Accueillir le nouveau-né, d'hier à aujourd'hui*, 1001 bébés., Érès, 2013, p. 392, p. 211, URL complète en biblio.

[235] Anne CAROL, « Médecine et eugénisme en France, ou le rêve d'une prophylaxie parfaite (XIXe - première moitié du XXe siècle) », *op. cit.*, p. 625.

[236] Adolphe PINARD, « La Guerre et la défense de l'enfant. Avant sa naissance et dans le premier âge », *op. cit.*, p. 126.

[237] *Ibid.*

Pinard apporte ainsi une précision quant à l'attitude de la société vis-à-vis de l'individu pathologique construite autour de deux principes : la restriction de sa reproduction et la sacralisation de sa vie, au même titre que l'individu sain. Cependant, la mise en pratique de cette différence de traitement semble difficilement résister à l'incertitude liée à chaque procréation ; de telle sorte que se retenir d'intervenir de manière coercitive sur la base d'un droit à la vie ne semble pas être une justification suffisante. C'est pourquoi il est possible de comprendre la position de Pinard au travers d'une autre approche.

1.3.2.2. La double implication de l'incertitude

Pour les eugénistes, et notamment Pinard qui adhère à la théorie de la pangenèse darwinienne, la naissance de « dégénérés » est une probabilité que chacun peut exprimer. Or, à l'époque, la science est incapable de détecter de manière efficace les « tares » pendant la grossesse et apparaît encore plus désarmée en ce qui concerne leur prévention qui nécessite alors la mise en place de mesures coercitives prophylactiques à l'instar de l'examen prénuptial. Cela signifie que la naissance d'éléments anormaux constitue une possibilité non probabilisable. De ce fait, l'apparition d'anormaux se caractérise plus par l'incertitude que le risque selon la distinction opérée par Frank Knight[238]. C'est justement parce que cet événement, jugé fréquent, relève de l'incertitude qu'il est dangereux. L'incertitude entrave la préparation de la société en ce que sa pauvreté informationnelle intrinsèque provoque un sentiment de peur. Cette crainte est exprimée par les eugénistes français de l'époque qui considèrent que l'invisibilité de la tare constitue un élément supplémentaire de dangerosité[239]. Le corps social, et plus particulièrement le médecin, ne peuvent pas précisément savoir qui, au moment clef,

---

[238] Frank KNIGHT, *Risk, Uncertainty, and Profit*, Boston and New York, Houghton Mifflin Company, 1921.
[239] Anne CAROL, *Histoire de l'eugénisme en France*, *op. cit.*, p. 153.

transmet cet autre pathologique en lui. Or, dans une pensée portée par l'idée de progrès et par la conquête de la nature grâce à la technique, la peur appelle chez Pinard le désir de contrôle ; désir qui devient nécessité dès lors que l'avenir de l'humanité est en jeu. Il apparaît alors que l'incertitude, caractéristique de l'époque, permet à Pinard de justifier le recours à la prophylaxie.

Cependant, il nous semble que le raisonnement en ce qui concerne la gouvernementalité des vivants est tout autre pour le puériculteur. En effet, si l'incertitude est productrice d'une frayeur qui se déploie dans la lutte contre la dégénérescence *avant* l'œuf, elle semble en revanche être la justification morale de la défense de tous les adultes. Pinard connaît de nombreux développements sur la manière dont il est possible et nécessaire de combattre l'aveuglement de l'Instinct de Reproduction. Or, il n'invoque pas de mesures attentatoires à l'intégrité ou liberté des individus en dehors du cadre de la procréation. Il convient de préciser que, du fait de l'étendue du programme de la puériculture, de nombreux domaines de la vie sont rapprochés de la procréation, ce qui traduit en partie la volonté de Pinard d'exercer un contrôle médical plus ou moins soutenu sur l'ensemble des activités de l'existence individuelle. Prenons par exemple le cas d'une personne qui travaille comme courtier en bourse. Cette profession n'est nullement interdite par Pinard et n'apparaît pas relever du contrôle de la puériculture. Toutefois, ce courtier est, par sa profession, soumis au stress de ses clients lié à l'incertitude des prix du marché et la possible perte importante d'argent pour ceux-ci. Cet environnement producteur de stress et d'incertitude atteint son paroxysme pour le courtier à l'époque de Pinard lors du krach de la bourse de Vienne en 1873 qui a des répercussions sur d'autres pays européens. À ce moment-là, mais également lors d'une journée particulièrement stressante pour notre courtier, la puériculture intervient pour défendre au courtier de procréer au risque de produire une progéniture tarée. Par cet exemple apparaît à la fois l'idée que le terrain de la puériculture est un espace dans lequel tout un chacun peut entrer sans nécessairement le désirer (notre courtier n'avait peut-être pas idée de procréer) ainsi que l'idée que cet espace n'est pas absolu (notre courtier ne fait pas l'objet d'un précepte de la puériculture à chaque fois qu'il travaille). Comme le montre encore une fois le projet de certificat prénuptial de Pinard, le médecin et la puériculture n'interviennent qu'au moment qui précède directement la procréation. Dès lors, s'il arrive à Pinard de proposer des politiques publiques coercitives en lien avec des comportements ou individus affectant directement la transmission héréditaire de caractéristiques, il n'envisage pas un tel contrôle lorsque la probabilité semble suffisamment faible, voire inexistante.

Il nous semble que cette distinction montre l'attachement de Pinard à la vie humaine dans la continuation du droit à la vie invoqué pour l'enfant à naître qui est déjà considéré comme humain à part entière. L'absence de mesures systématiquement coercitives fait écrire à Carol que Pinard est un représentant d'un eugénisme libéral et éducatif [240]. Nous pensons plus particulièrement qu'elles traduisent l'idée d'une égalité naturelle *a priori* de tous les hommes. Là où pour les enfants, comme il y a de l'incertitude, tout est fait pour réduire la probabilité de naissance de « tarés », pour les adultes, parce qu'il y a de l'incertitude et que toute personne a un droit à la vie, il n'est pas envisageable pour la communauté de mettre en place des mesures discriminatoires. Une illustration de ce refus se trouve dans une brève interrogation de Pinard sur la stérilisation des « tarés ». En effet, il précise que :

> « Sans vouloir discuter la légitimité de ce droit social, et, encore moins en envisager les conséquences, il m'apparaît que la ligne de démarcation séparant nettement les êtres humains en *stérilisables* et *non stérilisables*, attendra quelque temps encore son tracé »[241].

Pinard y explique qu'il semble être trop tôt pour pouvoir distinguer en deux groupes la population de manière à agir sur les naissances d'individus « tarés ». Il souhaite ainsi éviter une

---

[240] *Ibid.*, p. 220. Il convient de préciser que l'expression « eugénisme libéral » n'est pas empruntée à Habermas ou Agar. Elle désigne l'ensemble des eugénistes « partisans de l'éducation et non de l'exclusion » (*Ibid.*, p. 228).

[241] Adolphe PINARD, « De l'Eugennétique », *op. cit.*, p. 712.

distinction précipitée qui aurait comme effet de produire des erreurs dans la distribution des individus dans les deux groupes du fait d'une impossibilité de connaître parfaitement qui devrait être stérilisé. La citation montre cependant l'ambiguïté de Pinard qui ne rejette pas explicitement le procédé. Cependant, il n'est pas possible d'affirmer, comme le fait La Vergata, que le puériculteur reconnaît l'importance de ce procédé[242].

Ces conséquences opposées de la pensée du puériculteur face à l'incertitude s'inscrivent parfaitement dans la construction du programme de sa discipline. Nous savons en effet qu'il existe trois chapitres de la puériculture : avant la procréation, pendant la grossesse et après la naissance. Nous savons également que les sociétés sont plongées dans l'incertitude dès qu'il est question de procréer. C'est là qu'intervient et se pense légitime la puériculture avant la procréation. Or, une fois la procréation réalisée, le couple, et plus particulièrement la femme, passent dans un autre chapitre de la puériculture, à savoir la puériculture avant la naissance. Dès lors, les rôles et devoirs des individus impliqués, le fœtus et les parents, changent du fait de la modification du statut de l'acteur qui catalyse l'incertitude : le procréé. À partir de la procréation, nous l'avons vu, le fœtus est considéré comme un humain qui dispose de droits naturels, dont celui du droit à la vie. De ce fait, il apparaît que, sur la base d'une distinction humain/non-humain, la notion d'incertitude amène à deux comportements de la société vis-à-vis de l'individu différents, voire contraires. Avant la procréation, l'incertitude pousse la société et toutes ses composantes, même les plus individuelles, à agir proactivement pour limiter les probabilités d'avènement ou d'expression de la tare. Après la procréation, du fait des droits naturels reconnus à tous les humains, il convient d'éviter toute forme d'actions coercitives attentatoires à la vie, physique ou mentale, de l'individu ou à ses capacités procréatives au nom de cette incertitude.

---

[242] Antonello La Vergata, « In the Name of Science: the Conceptual and Ideological Background of Charles Richet's Eugenics », *História, Ciências, Saúde-Manguinhos*, août 2018, vol. 25, pp. 125-144, p. 137, doi:10.1590/s0104-59702018000300008.

Cette section nous a permis d'éclairer les limites que Pinard pose à sa propre théorie. « Libéral » et « humaniste » pour Carol, nous pensons que le puériculteur essaie de conjuguer l'intérêt individuel égoïste avec l'objectif de régénération au travers de la notion de liberté. La liberté est pour Pinard une faculté qu'il convient de distinguer en deux niveaux différents en ce qui concerne les choix individuels. Le libre-arbitre, qui admet l'existence d'individus dotés d'une volonté propre et capables de faire des choix raisonnés, est une faculté commune à tous. C'est d'ailleurs le libre-arbitre, qui permet les calculs, qui est à l'origine de l'égoïsme. Le second niveau, celui qu'il s'agit d'atteindre, est la *liberté éclairée*, c'est-à-dire la faculté d'effectuer des choix librement grâce à sa raison instruite. Cette faculté est donc acquise par l'alimentation de la raison des individus par la science eugéniste. Une fois cette instruction acquise, les individus élèvent leur conscience et leur liberté du stade du simple libre-arbitre au niveau de la liberté éclairée qui permet la « procréation éclairée ». L'éducation à la sexualité et à l'hygiène qu'il souhaite mettre en place possèderait, selon lui, la capacité de développer la liberté éclairée chez les individus valides. C'est pourquoi il s'oppose aux restrictions *a priori*. La liberté, au stade de libre-arbitre, détient un potentiel perfectible présent chez chacun. Toutefois, ce même stade est également responsable de l'incertitude en ce que, développé en égoïsme faute d'instruction, il fait préférer d'autres éléments que l'intérêt commun. Selon Pinard, du fait de l'égoïsme, les individus ne regardent pas l'intérêt collectif, mais leur satisfaction personnelle, qu'elle soit émotionnelle ou encore, et surtout, financière. La (lutte contre la) dégénérescence n'est alors même pas conceptualisée par les individus, car ne s'inscrit pas dans un raisonnement individualiste égoïste et, si elle l'était, ne formerait pas un objectif prioritaire. Il est ainsi possible d'observer la ramification de la pensée de la dégénérescence de Pinard : à l'instar de l'homme, sa liberté est dégénérative. Tout comme l'homme développe mécaniquement des tares par son émancipation du processus de sélection naturelle, son esprit s'engouffre dans un raisonnement qui ne cherche que la poursuite d'intérêts directement individualistes. Sans volonté et technique que portent Pinard et la puériculture, la dégénérescence est inarrêtable, tant biologiquement qu'au niveau des qualités de l'esprit.

La morale, entendue comme science pratique, est consubstantielle du projet eugéniste de Pinard en tant que justification supplémentaire. Les raisons qui émergent de cette justification ont toutefois ceci de particulier qu'elles instaurent un caractère permanent à l'utilité de l'eugénisme. Effectivement, si nous avons vu antérieurement qu'il était nécessaire pour le puériculteur d'organiser une reconfiguration totale de la société et transformer le sujet, cette nécessité était causée par le danger que représente la dégénérescence. De ce fait, les modifications sollicitées semblaient être des mesures de simple lutte contre la dégénérescence en ce que l'absence du danger signifierait l'absence (de nécessité) de ces mesures. Or, par le biais de la morale, Pinard indique que son eugénisme, et plus particulièrement son volet qualitatif, répond à un besoin d'amélioration de l'humanité qui doit être réalisé dans le seul but d'améliorer l'humanité et pas simplement de la sauver. La puériculture s'octroie dès lors une mission aussi infinie que peut l'être la perfectibilité de l'homme. Cette infinité est temporelle, si le potentiel d'amélioration est considéré comme infini, et omnipotente, en ce que cette perfectibilité peut toucher tous les champs de l'existence. Parce que cette infinité est omniprésente, elle appelle un principe d'organisation de la totalité, la société. Or, un principe d'organisation d'une société correspond à un critère ou principe de justice. En partant de l'axiome que les individus naissent avec un libre-arbitre qui dégénère en individualisme égoïste, Pinard propose comme principe de justice l'utilitarisme négatif qui tente de concilier la recherche de la maximisation de son utilité et l'intérêt collectif. La justice eugéniste pinardienne se veut partir de la réalité pour mieux agir sur celle-ci et notamment sur ses possibles qui se cristallisent autour de la procréation. Toutefois, bien que l'utilitarisme négatif de Pinard promeuve l'absence de certaines peines par l'absence de certaines naissances, il n'appelle pas à l'élimination de ces mêmes peines par l'élimination de vies. Au contraire, à ce stade, Pinard établit un second critère de justice qui est une forme d'équité devant le droit à avoir un niveau de vie acceptable. Cela signifie que la justice de la société puéricultrice repose sur deux critères : l'utilitarisme négatif autour de la procréation et l'équité autour de la redistribution. Il est possible de considérer que le premier critère de justice est transitoire puisque si la totalité des individus devient éclairée, l'utilitarisme négatif constituerait plus un réflexe sanitaire qu'un critère de justice.

Cette nouvelle dimension de la puériculture acquise par la morale n'est pas partagée par tous les eugénistes du monde, et encore moins au sein du cadre français. En effet, d'autres eugénistes expriment leur volonté de réduire le nombre de naissances de « tarés ». Néanmoins, Pinard semble être l'un des rares à voir cette volonté comme un acte bienfaiteur pour la société comme pour le sujet. Il ne se contente pas de la penser comme un moyen de limiter une diminution de la qualité moyenne de la population ou race[243].

Conclusion de la partie

Cette partie nous a permis de présenter la puériculture de Pinard telle que décrite par son créateur. Celle-ci est structurée autour de plusieurs dichotomies qui prennent forme autour du concept de liberté. Le sujet, libre, c'est-à-dire partiellement indéterminé par la nature et les structures sociales, peut par ses choix entraîner la sauvegarde ou la ruine de l'espèce. La puériculture essaie alors d'agir sur cette liberté pour l'orienter vers la sauvegarde et

243 Il est possible d'évoquer Rouhet, plus proche des milieux néo-malthusiens, qui considère qu'« il faut avant tout la qualité […] La France a besoin d'enfants, c'est possible, mais elle n'a pas besoin d'idiots », *in* Georges ROUHET, *Revenons à la Nature et Régénérons-nous*, 1913, p. 99 ; non pas dans une optique d'une philosophie du bonheur, mais dans un objectif d'obtention d'une population apte à la dureté de la vie : « Dans une ferme, n'est-il pas préférable d'avoir deux bons chevaux forts et vigoureux, que vingt haridelles maigres et faibles et incapables de supporter le plus petit travail ? » (*Ibid.*) De ce fait, la non-existence des faibles ne résulte pas tant d'une pensée utilitariste négative que de la simple volonté de rejeter les individus concernés de la possibilité de l'existence : « en protégeant la santé et la vie des malingres et des chétifs, on diminue, c'est vrai, le chiffre de la mortalité, mais on abaisse aussi le nombre de naissances » (*Ibid.*).

l'amélioration et la détourner de la ruine. Le schéma d'action que se donne la puériculture peut être résumé dans le tableau suivant :

Nature de la liberté du sujet avant l'action de la société	Action de la société	Nature de la liberté du sujet après l'action de la société	Attitude procréative	Moteur de l'attitude procréative
Libre arbitre	Aucune	Égoïsme	Prévoyance / Procréation aveugle	Économique / Ignorance et respect sacré de l'individu
Libre arbitre	Programme de la Puériculture	Liberté éclairée	Procréation éclairée	Connaissance et devoir intergénérationnel

Le besoin d'élever la liberté de chaque individu par la raison découle de l'incapacité structurelle de la civilisation à perfectionner l'instinct de reproduction qui est celui qui régule naturellement, selon Pinard, la qualité biologique de la communauté. La raison doit alors se substituer à cette faille du processus de perfectibilité, terme emprunté à Rousseau qu'utilise Pinard et défini comme la faculté qui permet, sous certaines conditions, le développement de toutes les autres facultés. L'objectif est alors de permettre à l'humanité de reprendre son destin en main, c'est-à-dire de ne plus « courber la tête devant ces deux puissances : la Providence et la Fatalité. »[244]. La dégénérescence devient la variable première, c'est-à-dire la variable à partir de laquelle toute l'organisation de la société peut être pensée parce qu'elle détermine l'individu et la société dans leur présent et leur futur. C'est sur la base de cette détermination dont la fin abominable doit être évitée que Pinard propose un projet volontariste et ambitieux d'élévation de l'espèce humaine

[244] Adolphe PINARD, « À la jeunesse, pour l'avenir de la race française », *op. cit.*, p. 5.

à un stade de conscience de soi et du collectif supérieur construit autour de la reconnaissance des maux qui rongent chaque être humain de la société moderne : le potentiel maladif et contagieux de chacun sur tous et l'égoïsme qui détourne chacun de ce souci. Cette rationalisation de la liberté du procréateur en puissance se réalise par une éducation continue qui doit débuter dès le plus jeune âge. Cette éducation est placée sous les objectifs et désirs hygiénistes. Elle vise à préparer les enfants, en commençant avec des analogies végétales, à imprégner le paradigme de l'eugénisme négatif par l'acceptation de ce qui est enseigné comme des faits, à savoir, par exemple, l'idée selon laquelle des « tarés » ne peuvent pas faire naître un enfant sain. Cette éducation doit se poursuivre tout au long de la vie et doit être renforcée pour les professions liées à la grossesse et à la « première vie » de l'enfant et les femmes qui forment une catégorie d'individus particulière. Parce qu'elles forment un groupe particulier, elles font l'objet d'un contrôle et d'une protection supplémentaires qui ne sont que des moyens pour atteindre la santé de l'enfant.

La puériculture connaît deux principaux couples d'acteurs autour desquels se déploient ses actions : le couple des procréateurs et le couple mère-enfant. Ses actions connaissent deux formes.

La première forme est l'eugénisme négatif de Pinard qui correspond à la puériculture avant la procréation. Ce chapitre fait du médecin le gardien de la bonne reproduction de la société. De plus, il se base sur la justification du caractère mauvais de certaines naissances pour appeler les individus à ne pas procréer certaines tares et donc certaines personnes : « je répète que dans certains cas, la naissance d'un enfant peut être considérée comme un malheur »[245]. Pinard part toutefois du principe que la civilisation de l'instinct de reproduction, la procréation éclairée, amène n'importe qui à adopter la même conclusion que lui, à savoir que toutes les naissances ne se valent pas en termes d'utilité pour les parents et la société et que, de ce fait, il serait

---

245 « Discussion sur la propagande anticonceptionnelle », *Bulletin mensuel de la Société française de prophylaxie sanitaire et morale*, 1909, n° 1, pp. 249-269, p. 268.

immoral et criminel de procréer, en conscience, une personne « tarée ». Cette opinion est façonnée par une vision organiciste de la société qui considère chacune de ses parties comme un fragment de sa structure et de son fonctionnement. Or, dans la nature, selon le médecin, les faibles sont automatiquement éliminés, car moins capables que les forts, voire parce qu'ils projettent ce qui est perçu comme un handicap sur les autres. Le puériculteur transpose cette lecture aux sociétés humaines pour arriver à la conclusion que l'existence des « tarés » engendre un mal individuel et collectif. En ce qui concerne le malheur individuel, il est celui de l'enfant dont la vie est courte ou diminuée par rapport à un être sain, d'après le médecin, mais aussi celui des parents puisque l'enfant constitue, toujours selon Pinard, une charge. De plus, une fois le programme de la puériculture mis en place, être parent d'un malheureux représenterait une honte sociale. Toutefois, Pinard n'arrive pas à la conclusion qu'il serait théoriquement nécessaire, ou même préférable, d'éliminer les « tarés » déjà vivants. Au contraire, conquête de la civilisation, l'humanité a appris à respecter la vie d'autrui au point de tout faire pour se porter à son secours et à la prolonger, à la maximiser. Dès lors, la société a un devoir d'assistance envers ces personnes qui se réalise notamment par des mécanismes redistributifs. Cette sacralisation de ce droit à la vie est étendue à toute l'humanité, y compris à l'embryon et au fœtus considérés comme des humains. La croyance en l'éducation est aussi un facteur à prendre en compte en ce que Pinard croit qu'il est possible d'élever suffisamment l'esprit de la population pour que chacun accomplisse de manière satisfaisante sa responsabilité. Toutefois, il convient de préciser que l'eugénisme de Pinard ne permet pas de le classer rigoureusement dans la catégorie des néo-malthusiens :

> « Il y aura toujours un abîme entre les vrais malthusiens et les néo-malthusiens et moi. Les malthusiens n'admettent pas la solidarité ; d'après eux, on ne doit rien aux enfants des pauvres ; cela suffit pour que je n'admette aucune des idées malthusiennes, quant aux néo-malthusiens, je condamne leur doctrine en proclamant que tout être adulte normal et sain doit se reproduire.

> […]
>
> Entre la propagande de la procréation consciente et celle de l'avortement, il y a un abîme, je le répète »[246].

La seconde forme est l'amélioration des conditions d'existence qui s'effectue avant et après la naissance. L'objectif est de garantir le meilleur développement physique et mental du nouveau-né et de l'enfant grâce à l'hygiène, une nourriture adaptée et des soins particuliers. Ces mesures, qui apparaissent comme plus consensuelles, sont les corollaires de la sacralisation de la vie.

Apparaissent alors deux parties de la puériculture dont les principes directeurs n'ont pas les mêmes cibles. D'une part, la non-apparition des « tarés » produite par une sélection. D'autre part, la maximisation de toutes les vies. Cette distinction est à la base de la singularité de l'eugénisme de Pinard qui n'entend pas uniquement promouvoir qualité et quantité, mais aussi défendre une doctrine universelle et se présentant comme fraternelle.

[246] *Bulletin mensuel de la Société française de prophylaxie sanitaire et morale*, 1909, n° 1, p. 235-236.

2. Singularités et faiblesses de l'eugénisme pinardien

La partie précédente nous a permis de décrire l'individu chez Adolphe Pinard, ses droits et ses devoirs, ainsi que les relations individu-société à partir du programme de la puériculture. Si notre analyse nous a amenés à établir des comparaisons avec d'autres figures du mouvement eugéniste, il apparaît nécessaire d'approfondir ces points de rapprochement et d'éloignement entre la théorie de Pinard et d'autres réflexions eugénistes. Il n'est pas question d'effectuer une mise en perspective des questionnements contemporains des travaux de Pinard au sein de domaines connexes, comme l'hygiénisme, ou des questionnements philosophiques qui touchent d'autres domaines que la puériculture. Ces comparaisons ont pour objectif la mise en lumière des innovations réflexives de l'obstétricien par rapport aux voies alternatives qui sont présentées et débattues par d'autres penseurs de l'eugénisme. Porter une analyse sur des points de comparaison entre des auteurs d'une même discipline doit nous amener à présenter les critiques de ce champ dans sa globalité et de la voie pinardienne en particulier. Cette partie n'entend pas étudier de manière exhaustive l'ensemble des convergences et divergences entre la pensée d'Adolphe Pinard et celle d'autres auteurs, et encore moins la totalité des critiques soulevées à l'encontre des théories eugénistes. Le puériculteur n'a d'ailleurs jamais eu la prétention d'écrire une théorie connectée directement à toute pensée eugéniste ou qui invaliderait toutes les autres théories eugénistes et avait « pour règle absolue de ne jamais parler que de ce [qu'il] conn[aissait] » [247], ce qui lui permettait de ne pas systématiquement discuter des points de vue des autres. Nous entendons creuser les caractéristiques essentielles des travaux de Pinard décrites dans la partie précédente par leurs rapports dans les champs de réflexions eugénistes de l'époque du médecin.

---

[247] *Journal officiel de la République française : compte rendu in-extenso, Débats parlementaires Chambre des députés*, Paris, Impr. du Journal officiel, 1924, p. 2222, URL complète en biblio.

Nous serons toutefois amenés à utiliser des auteurs plus récents pour traiter des vulnérabilités du discours de Pinard.

Nous traiterons donc dans une première sous-partie la portée que Pinard confère à la puériculture qui apparaît dans une période où la France définit son action comme étant à prétention universaliste tandis que le nationalisme se trouve vivifié depuis la défaite de 1870. Dans un deuxième temps, nous tenterons de dégager les conséquences identitaires, individuelles comme collectives, qui découlent de l'application des thèses eugénistes et plus particulièrement celles de Pinard. Un dernier temps sera destiné à comparer l'eugénisme de la puériculture et ce qui est appelé l'eugénisme libéral afin de pointer des rapprochements entre les deux constructions théoriques, mais également pour mettre en exergue un élément structurel de la pensée de Pinard.

2.1. Une doctrine universaliste

Adolphe Pinard essaie de construire une science dont les travaux et applications ont vocation à être vérifiés et adaptés indifféremment du contexte populationnel. Les définitions de la puériculture et de l'Eugennétique se caractérisent en effet par l'absence d'une quelconque contextualisation sur les populations concernées par ces sciences, bien que les expériences scientifiques soient conduites en France pour des raisons pratiques. Néanmoins, cette absence ne semble pas suffisante pour caractériser l'eugénisme développé par Adolphe Pinard comme exempt de critères sociaux discriminants relatifs à la population. Il apparaît dès lors nécessaire de porter notre regard sur les mentions de distinctions dans le discours du médecin qui tendraient à exclure des groupes populationnels du projet eugéniste de la puériculture. Notre analyse se concentre en premier lieu sur l'opposition de la pensée de Pinard à une forme de fatalisme héréditaire. Ensuite, la prétention du puériculteur à établir une nouvelle forme d'humanisme fait l'objet d'une seconde section.

2.1.1. Fatalisme héréditaire contre perfectibilité

La littérature nous apprend que les réflexions eugénistes à l'époque de Pinard diffèrent selon les pays[248]. La différence tient notamment au fait que les penseurs n'utilisent pas les mêmes références scientifiques pour construire leur théorie. Les eugénistes anglo-saxons sont influencés non seulement par les travaux de Darwin, mais également par les thèses de Mendel ; tandis que les « eugénistes latins »,[249] et plus particulièrement français, sont nombreux à se référer aux thèses de Lamarck et des néo-lamarckiens. Une autre différence tient, dans le cadre français, à la définition de ce que Carol nomme « les élus »[250]. Ces deux débats nous permettent, à travers les positions prises par Pinard, de comprendre si le médecin prévoyait une application différenciée de sa théorie selon la « race » ou la nationalité. Un premier point élargit les conséquences des thèses néo-lamarckiennes déjà décrites alors qu'un second temps décrypte la signification et la place du concept de race dans les écrits de Pinard.

2.1.1.1. Environnement et populations

Les thèses néo-lamarckiennes posent la capacité transformatrice de l'environnement non pas de manière négative comme chez Darwin, mais de manière positive. Pour le naturaliste anglais, l'absence d'harmonie entre l'environnement et les espèces fait que les espèces les plus adaptées à leur reproduction ou qui, du fait de mutations, acquièrent des caractères propices à leur

---

[248] Voir Mark B. ADAMS (dir.), *The Wellborn Science: Eugenics in Germany, France, Brazil, and Russia*, New York, Oxford University Press, Monographs on the history and philosophy of biology, 1990. ; William H. SCHNEIDER, *Quality and Quantity*, *op. cit.*

[249] Marius TURDA, « Unity in Diversity. Latin Eugenic Narratives in Europe, c. 1910s-1930s », *op. cit.*

[250] Anne CAROL, *Histoire de l'eugénisme en France*, *op. cit.*, p. 140.

reproduction dans un environnement donné survivent. La sélection naturelle fonctionne alors par élimination des espèces les moins adaptées à leur environnement pour se reproduire. Pour les néo-lamarckiens, l'environnement affecte plus directement les espèces qui acquièrent des caractères spécifiques en son sein. Si Darwin ne rejette pas l'effet du milieu, les néo-lamarckiens en font un aspect plus important et insistent sur la possibilité de modifier le milieu pour l'adapter aux populations qui l'habitent. De ce fait, non seulement l'attention des néo-lamarckiens se porte d'abord sur l'environnement, mais ils considèrent qu'il est possible de modifier plus ou moins fortement le capital biologique de n'importe quelle espèce.

Cette seconde conclusion nous permet alors de considérer que cette vision transformatrice s'applique à tous les êtres humains, c'est-à-dire qu'aucun être humain n'est totalement biologiquement déterminé au point où il ne saurait acquérir de nouveaux caractères. Notre considération est appuyée par les propos de Broca, représentant du courant transformiste selon Mathias Daval, auteur lu par Pinard[251] :

> « C'est qu'en effet, si on accorde à l'influence des milieux une efficacité suffisante pour transformer le nègre en blanc ou le blanc en nègre, il semble difficile de lui refuser le pouvoir de produire, dans les autres groupes naturels, les différences spécifiques : car combien y a-t-il pas d'espèces classiques, animales ou végétales, qui ne diffèrent pas plus ou même qui ne diffèrent pas autant que le Germain et le Nègre, le Patagon et le Lapon, le Hottentot, le Polynésien et l'Australien ! »[252].

De ce fait, la capacité transformatrice affecte toutes les espèces et tous les êtres humains, y compris les différentes « races »

[251] Adolphe PINARD, « De la conservation et de l'amélioration de l'espèce », *Revue scientifique*, 1899, vol. 11, nº 6, 4, pp. 167-174, p. 171.

[252] Paul BROCA, *Mémoires d'anthropologie*, tome III, *in* Mathias DUVAL *Vingt-Unième Leçon : Accueil fait au darwinisme, in* Mathias DUVAL, *Le Darwinisme ; leçons professées à l'Ecole d'anthropologie*, Delahaye et Lecrosnier, Bibliothèque anthropologique, 1886, p. 422-423, URL complète en biblio.

humaines. Évidemment, les médecins néo-lamarckiens ne pensent pas que toutes les « tares » puissent être « guéries » par l'action sur le milieu. Mais cela signifie que la puériculture, imprégnée de la pensée néo-lamarckienne, ne rejette pas *a priori* la possibilité de transformer des non-Français ou non-blancs. Cela n'implique toutefois pas que Pinard souhaite une application de ses principes pour tout le monde. Effectivement, il serait possible d'imaginer que Pinard considérait que certaines « races » ne méritaient pas la puériculture, qu'il fallait la réserver aux Français dans un premier temps ou que des « races », déjà trop « dégénérées », devraient plutôt disparaître naturellement, car leur régénération prendrait trop de temps.

Cependant, la puériculture se distingue d'autres pensées eugénistes qui se basent sur la promotion d'une sélection artificielle mimant la sélection naturelle et un rejet de la transmission héréditaire de caractères acquis. C'est le cas notamment de penseurs allemands, comme Alfred Ploetz[253], qui s'appuient sur des thèses de Weismann et Haeckel et qui pensent une distinction hiérarchique immuable des « races » humaines ; une forme de fatalisme héréditaire.

La puériculture distingue donc Pinard d'autres eugénistes en ce qu'elle pense une modification active et non négligeable du capital biologique, ce qui n'est pas le cas de tous les eugénistes. Cependant, la question du souhait ou du refus du puériculteur de voir sa science mise en pratique ailleurs qu'en France reste en suspens. Il convient dès lors de s'intéresser plus précisément à la place de la « race » dans les développements de Pinard.

---

[253] Sheila Faith WEISS, « The Race Hygiene Movement in Germany, 1904-1945 », *in* Mark B. ADAMS (dir.), *The Wellborn Science: Eugenics in Germany, France, Brazil, and Russia*, New York, Oxford University Press, Monographs on the history and philosophy of biology, 1990, pp. 8-68, p. 14.

2.1.1.2. L’absence de pertinence de la notion de race dans l’application de la puériculture

La « race française » aurait-elle une quelconque forme de primauté en ce qui concerne la puériculture ? Ces mots sont utilisés dans l’article « À la jeunesse, pour l’avenir de la race française » sous la forme « Race française » et fait partie des phrases conclusives de l’article[254]. Cependant, cette expression est une modification du discours originel de Pinard. En effet, cet article est une republication d’une conférence faite à la Sorbonne le 18 mars 1914[255]. Dans ce texte, l’expression utilisée est « Race humaine »[256]. Soit Adolphe Pinard a lui-même changé ses mots, soit c’est le fait de la Ligue Nationale Française contre le Péril Vénérien. Quoi qu’il en soit, devons-nous déduire de ce changement la simple volonté d’adapter le discours au public visé, les jeunes Français, ou un changement de lecture raciale du monde ? À cette question, il est possible de faire intervenir deux éléments de réponse.

Le premier est que la présence des mots « Race française » ne supprime pas les mentions à la « race humaine » ou à l’« espèce humaine », utilisées de manière interchangeable, que ce soit dans des prises de parole temporellement proches de ce texte[257] ou même au sein du même texte[258]. Cela signifie que même si Pinard a adopté une autre grille, celle-ci ne se substitue pas à une compréhension globale de l’espèce humaine.

Le second élément est le fait que Pinard distingue race et nation. Effectivement, selon lui, la nation recouvre des éléments culturels et psychologiques, bien plus que biologiques. Il considère d’ailleurs que « La nation française relève d’un mélange de races. La France est un merveilleux creuset où des

254 Adolphe PINARD, « À la jeunesse, pour l’avenir de la race française », *op. cit.*, p. 20.
255 Adolphe PINARD, « L’avenir de la race humaine », *Revue scientifique*, 1914, vol. 52, nº 1, pp. 769-776.
256 *Ibid.*, p. 776.
257 *Journal officiel de la République française*, *op. cit.*, p. 2223.
258 Les mentions apparaissent aux pages 3, 4, 5, 14 et 17.

éléments peuvent venir se fondre »[259]. La nation garde toutefois sa consistance uniforme grâce à ce qu'il appelle « l'influence tellurique »[260], c'est-à-dire une forme d'aliénation culturelle, biologique, mais surtout morale des progénitures des immigrés. En effet, « Telle est pour moi la conception *vraie*, c'est-à-dire *morale* de la Patrie »[261]. Le puériculteur pense donc une division raciale de l'espèce humaine et croit que la France a une capacité assimilatrice de ces différentes « races » en son sein. Cela nous permet d'affirmer que tout Français, qu'importe sa « race », est concerné par la puériculture, ce qui distingue là encore Pinard d'autres auteurs eugénistes, notamment allemands ou suédois[262]. Qu'en est-il des non-Français ?

Nous pensons que, même si Pinard a plusieurs niveaux de définition de la notion de « race », nous pouvons affirmer que l'ensemble du monde est éligible au programme de la puériculture. Effectivement, différencier « race humaine » et « race française » lui permet de préciser à quel groupe il souhaite s'adresser. Or, en conclusion de nombreux articles, Pinard utilise l'expression universalisante. Par exemple, à la fin de son article « De l'Eugennétique », il écrit :

> « [...] il n'est pas de question dont la morale soit plus pure, soit plus élevée, que celle qui concerne la conservation et l'amélioration de la race humaine.
>
> De par l'Eugennétique, nous voulons une humanité plus heureuse ou moins infortunée que l'humanité actuelle, et, [...] je proclame que le bonheur des êtres humains contient toute la morale »[263].

---

259 Adolphe PINARD, *Eugénique*, tome III, n°5, 1924, p.158 *in* Anne CAROL, *Histoire de l'eugénisme en France*, *op. cit.*, p. 143.

260 *Ibid.*

261 Adolphe PINARD, « De la Pédagogie dans ses rapports avec la démocratie », *op. cit.*, p. 15.

262 Maciej ZAREMBA, *De rena och de andra: om tvångssteriliseringar, rashygien och arvsynd*, Stockholm, Bokförlaget DN, 1999.

263 Adolphe PINARD, « De l'Eugennétique », *Annales de gynécologie et d'obstétrique*, 1912, IX, n° 1, deuxième série, pp. 705-717, p. 716-717. L'absence de référence à des groupes raciaux comme élément à prendre en compte dans l'application de la puériculture n'empêche pas le médecin d'avoir

Cette acception distingue Pinard d'autres eugénistes et scientifiques français. L'un des premiers eugénistes français du XIXe siècle, Vacher de Lapouge, créateur du mot « eugénique » comme traduction du terme « *eugenics* », montre sa préférence pour un « socialisme sélectionniste »[264]. Cette sélection se base sur une hiérarchisation immuable des races et sur « une substitution continue des races eugéniques aux races inférieures ou médiocres »[265]. Le terme « eugéniques » fait ici référence aux races supérieures. La race au sommet de la hiérarchie étant la race aryenne[266]. Il est également possible de citer un autre Français : Joseph Deniker. Il travaille avec Lapouge[267] et développe en 1899 la carte « Races de l'Europe » qui lui sert notamment à situer, délimiter et défendre la supériorité de la « race nordique ». Pinard écrit donc à une époque durant laquelle, contrairement à lui, des auteurs, y compris Français, défendent une hiérarchisation des races ainsi qu'une possible élimination de certaines qui peut s'inscrire dans un but eugéniste.

Ensuite, le puériculteur ne décrit jamais positivement les attributs des individus aptes de manière précise ou détaillée. Il n'utilise que des termes vagues comme « la santé, l'intelligence et l'amour du travail »[268]. Pinard préfère lister les caractéristiques négatives à éviter plutôt que les traits positifs à rechercher. Cela signifie qu'il priorise l'absence de défauts particuliers plutôt que l'existence de qualités précises ; ce qui explique l'inutilité de la

---

des préjugés racistes : Adolphe PINARD, « De la Pédagogie dans ses rapports avec la démocratie », *op. cit.*, p. 9-10.

264 Georges VACHER DE LAPOUGE, *Les Sélections sociales, cours libre de science politique professé à l'Université de Montpellier, 1888-1889*, Paris, A. Fontemoing, 1896.

265 Georges VACHER DE LAPOUGE, « L'hérédité », *Revue d'anthropologie*, 1886, p.512-521, p.516 *in* Pierre-André TAGUIEFF, « L'introduction de l'eugénisme en France : du mot à l'idée », *Mots*, 1991, vol. 26, nº 1, pp. 23-45, p. 29, doi:10.3406/mots.1991.1592.

266 William H. SCHNEIDER, *Quality and Quantity*, *op. cit.*, p. 59.

267 J. DENIKER, « Les Races de l'Europe », *Bulletins de la Société d'anthropologie de Paris*, 1897, vol. 8, nº 1, pp. 291-302, p. 201, doi:10.3406/bmsap.1897.5707.

268 Adolphe PINARD, « À la jeunesse, pour l'avenir de la race française », *op. cit.*, p. 19.

référence à la notion de race ou à la nationalité dans ses prises de position. Le caractère jugé évolutif des « races » humaines déductible du néo-lamarckisme parachève le manque de pertinence du recours au concept.

Pinard choisit donc délibérément d'élargir le projet de la puériculture à l'ensemble de l'espèce humaine qui se retrouve alors concernée dans sa globalité par le risque de dégénérescence. L'universalisme de la puériculture revient ainsi à étendre le domaine d'intervention et les peurs de dégénérescence à l'ensemble des individus. À partir de cet universalisme, Pinard tente d'élever sa théorie au rang d'humanisme, voire de théologie.

2.1.2. La Puériculture comme nouvel humanisme

Englober l'ensemble de l'humanité dans le programme de la puériculture est un point de départ pour envisager la création d'un véritable mouvement intellectuel et culturel, voire d'un idéal sur la base de son eugénisme. Auguste Comte, à travers ses leçons, théorise une philosophie de l'histoire « positive » pensée en plusieurs stades [269]. La pensée positive de Comte a été grandement modifiée par Émile Littré au travers de son ouvrage *Auguste Comte et la philosophie positive*[270]. Cette relecture du comtisme par Littré aboutit à une récupération du positivisme par la IIIe République sous la forme d'une défense de la conservation de la société face à un affaiblissement du corps social et la reconnaissance de droits garantissant l'émancipation dans la continuité des réflexions du XVIIIe siècle. Une idée quelque peu oubliée de Comte à l'époque est celle de la religion positiviste

---

[269] Auguste COMTE, *Premiers cours de philosophie positive : préliminaires généraux et philosophie mathématique*, Paris, Presses universitaires de France, Quadrige, 2007 [1830].

[270] Émile LITTRE, *Auguste Comte et la philosophie positive*, Paris, Louis Hachette, 1863, URL complète en biblio.

qu'il développe à la fin de sa vie[271]. Comte a proposé le remplacement (de la place) du catholicisme par une « religion de l'Humanité » qui participe à une laïcisation des études religieuses[272] et se fonde sur une morale altruiste[273]. Cette courte présentation de la pensée, et de la réappropriation de la pensée, comtienne nous permet de faire un parallèle entre le positivisme religieux et la puériculture. Adolphe Pinard, sans que nous sachions s'il a lu Comte à travers un intermédiaire, avec les textes originaux ou s'il l'a tout simplement lu, utilise lui aussi l'expression de « religion de l'Humanité ». L'utilisation de cette expression fait l'objet d'une analyse dans une première section. Un second point envisage la conséquence de cette nouvelle religion sur le rôle social de chaque individu. Ce dernier point propose également une comparaison entre l'humanisme pinardien et le sélectionnisme de Richet, personne influente dans l'évolution de la pensée de Pinard.

2.1.2.1. La Puériculture ou le fondement d'une nouvelle religion

Adolphe Pinard utilise plusieurs fois l'expression « religion de l'Humanité » dans divers textes en tant que mots conclusifs. Par exemple, dans « À la jeunesse, pour l'avenir de la race française », il écrit « Quant à moi, en vous parlant ainsi, j'ai conscience d'avoir fait un acte moral, puisque je n'ai eu en vue que le bonheur des êtres humains. […] Il me semble que je vous ai fait entrevoir ce que peut être, ce que doit être la *religion de*

---

[271] Voir à ce propos l'analyse de la récupération des idées de Comte par Jules Ferry : Kiyonobu DATE-TEDO, *L'Histoire religieuse au miroir de la morale laïque au XIXe siècle en France*, Université Charles de Gaulle - Lille III, 2007, URL complète en biblio.

[272] *Ibid.*, p. 93.

[273] *Ibid.*, p. 98-99.

l'Humanité »[274]. Dans une autre prise de parole sur la protection des enfants durant la guerre, le médecin conclut son intervention par ces mots : « en agissant ainsi, la cohorte protectrice n'a fait que mettre en œuvre LA SOLIDARITÉ dont vous [Léon Bourgeois] êtes l'apôtre, et qui n'est autre chose que la RELIGION DE L'HUMANITÉ. »[275]. La définition donnée à cette expression brille par son imprécision. Cette « religion de l'Humanité » semble, d'une part, se rattacher au bonheur de l'humain et, d'autre part, renvoyer au principe de solidarité. Nous savons que ce principe désigne le respect sacré de l'individu en tant qu'humain. Est-ce à dire que la religion de l'Humanité de Pinard désigne la doctrine morale de respect de l'humain ? La Puériculture est-elle la religion de l'Humanité ? Pas tout à fait :

> « [...] quelles que soient les convictions philosophiques, religieuses, ou politiques de chacun, il est une chose que nous possédons tous, c'est l'amour de l'humanité, eh bien, au nom de la famille, au nom de la patrie, au nom de l'humanité, je vous convie sur ce terrain de la Puériculture qui constitue l'une des parties les plus importantes de la religion de l'humanité »[276].

La religion de l'Humanité semble donc correspondre à l'amour de l'humanité, à une forme de respect envers son prochain. En ce sens, il est possible de rapprocher, sans égaliser, la religion de l'Humanité de Pinard telle que définie ici et celle décrite par Comte en ce que les deux semblent se baser sur l'altruisme ; mot forgé par Comte qui désigne des instincts propres à l'homme (l'attachement, la bonté ou la vénération) qui l'enjoignent à « Vivre pour autrui »[277]. Cette acception est confirmée par les mots de Pinard :

---

[274] Adolphe PINARD, « À la jeunesse, pour l'avenir de la race française », *op. cit.*, p. 20-21.

[275] Adolphe PINARD, « La Guerre et la défense de l'enfant. Avant sa naissance et dans le premier âge », *op. cit.*, p. 126.

[276] Adolphe PINARD, « De la puériculture », *op. cit.*, p. 26.

[277] Thomas DIXON, « La science du cerveau et la religion de l'Humanité : Auguste Comte et l'altruisme dans l'Angleterre victorienne », *Revue d'histoire*

« Et si j'avais besoin – ce qui n'est pas – d'une preuve pour me démontrer qu'on peut vivre honnête en ne s'appuyant que sur la morale, j'évoquerais le souvenir de mes parents : mon père et ma mère n'avaient que la religion de l'humanité et je n'ai jamais connu de plus honnêtes gens ! »[278].

Cette religion trouve une illustration de son caractère fraternel dans la suite de la déclaration :

« Mais est-ce que cet amour que j'ai pour mon pays, doit me faire considérer tous les êtres vivant au-delà de nos frontières comme des ennemis ? Est-ce que par ce fait qu'il y a quelques jours j'ai traversé les Pyrénées, j'ai dû considérer tous les Espagnols comme des ennemis ? [...] Mais non, partout dans mes voyages, j'ai vu des hommes absolument comme en France. [...]

Non, les hommes ne doivent être nulle part des ennemis les uns pour les autres »[279].

Quant au fait que la puériculture ne se confonde pas avec cette religion, l'explication est à trouver dans le fait que, si la puériculture est amenée à s'intéresser à chaque individu, elle n'affecte pas directement tout le monde, mais prioritairement les procréateurs et les enfants. De ce fait, la puériculture doit être complétée par d'autres doctrines qui s'intéressent plus particulièrement au reste de la population comme les « Droits de l'Homme » qui ont fait tant « pour le bien de l'humanité »[280].

Le recours à la terminologie de la théologie de la part d'un homme athée comme Pinard[281] traduit une figure d'exagération

---

des sciences, 2012, vol. 65, n° 2, pp. 287-316, p. 303, doi:10.3917/rhs.652.0287.

[278] Adolphe PINARD, « De la Pédagogie dans ses rapports avec la démocratie », *op. cit.*, p. 14.

[279] *Ibid.*, p. 14-15.

[280] *Ibid.*, p. 15.

[281] « [...] oui, je n'admets pour ma part aucune religion révélée. Je ne reconnais qu'une religion, la religion de l'humanité » *Ibid.*, p. 14. Pinard est lui-même

de sa part pour montrer l'universalité de sa démarche et son pacifisme. Cette dernière caractéristique est d'ailleurs réaffirmée au travers du vocable révolutionnaire, tout aussi signifiant pour un républicain français comme lui : « Une véritable révolution à ce point de vue doit être faite. Je dis bien révolution, mais je me hâte de proclamer que cette révolution ne fera pas couler de sang et tarira la source de bien des larmes. »[282].

Adolphe Pinard imagine donc une nouvelle religion, « mais d'essence exclusivement humaine, humaine dans toute sa splendeur féconde et souveraine »[283], dont le principe moral directeur détermine par définition la puériculture. La conservation et l'amélioration de l'espèce sont alors chez Pinard des manifestations de l'amour de l'humanité, d'un altruisme qui touche tout le monde sans distinction. Parce que la puériculture, qui recouvre une part importante de la religion de l'humanité, a un champ d'action mondial, cela signifie que l'ensemble des individus peut contribuer, à sa manière, à la régénération de l'humanité.

2.1.2.2. Proactivité dans l'inclusion ou dans la sélection ?

Cette section tente de construire une comparaison entre les expressions des eugénismes d'Adolphe Pinard et de Charles Richet, lauréat du prix Nobel de physiologie ou médecine en 1913. Cette comparaison est justifiée par l'apparente opposition entre les travaux des deux hommes malgré leur proximité. Pinard et Richet ont travaillé ensemble sur l'infertilité de la population française (voir supra), faisaient partie tous les deux de la Société

---

qualifié d'apôtre ou alors étant entouré d'apôtres pour désigner ses disciples : Louis PORTES, *Éloge du professeur Adolphe Pinard (1844-1934)*, *op. cit.*, p. 29.

282 Adolphe PINARD, « À la jeunesse, pour l'avenir de la race française », *op. cit.*, p. 20.

283 Adolphe PINARD, *Eugénique*, tome III, n°6, 1924, p.199 *in* Anne CAROL, *Histoire de l'eugénisme en France*, *op. cit.*, p. 254.

Française d'Eugénique qu'ils ont dirigée, et ne cachent pas leur amitié. Richet qualifie Pinard comme son « savant ami »[284] tandis que le puériculteur qualifie le premier de « grand ami »[285], comme son « éminent ami »[286] ou encore comme son « ami et collègue »[287]. Une telle amitié n'implique pas nécessairement une similitude des points de vue. Cependant, Pinard indique que l'accomplissement de la puériculture avant la procréation est une phase du programme de Richet :

> « Oui, nous voulons, nous, puériculteurs, que la *procréation soit éclairée*. Nous voulons *que les procréateurs soient conscients de leur responsabilité* [...]
>
> Ce sera l'étape qui, franchie, permettra d'envisager l'avenir de la *Sélection humaine* »[288].

La sélection humaine est un livre de Richet publié en 1919, mais une première copie est déjà écrite en 1912. Il présente dans ce livre ses idées eugénistes. Plusieurs auteurs ont analysé la pensée de Richet, soit directement[289], soit en lien avec les autres eugénistes français[290]. Tout comme Pinard, Richet décrit un eugénisme qualitatif qui pointe l'importance de l'état de santé des procréateurs :

> « [...] la santé est un attribut fondamental : l'intégrité organique est une nécessité absolue [...]

---

[284] Charles RICHET, *La sélection humaine*, Paris, F. Alcan, Bibliothèque scientifique internationale, n° 122, 1919, p. 215, URL complète en biblio.
[285] Adolphe PINARD, « À la jeunesse, pour l'avenir de la race française », *op. cit.*, p. 9.
[286] Adolphe PINARD, « De l'Eugennétique », *op. cit.*, p. 706.
[287] *Ibid.*, p. 717.
[288] Adolphe PINARD, « À la jeunesse, pour l'avenir de la race française », *op. cit.*, p. 20.
[289] Voir Antonello LA VERGATA, « In the Name of Science », *op. cit.*
[290] Anne CAROL, *Histoire de l'eugénisme en France*, *op. cit.*

> Donc pour choisir les reproducteurs aptes à constituer une race humaine supérieure, il faudra considérer la santé comme l'élément fondamental »[291].

Cependant, contrairement à Pinard qui n'évoque que « l'hérédité pathologique », Richet englobe plus d'éléments dans la phrase qui suit :

> « Élément nécessaire, mais insuffisant ; car nombre d'individus très médiocres n'ont aucune tare physique grave, et sont d'excellente santé. De sorte que l'élément santé ne peut compter que pour l'élimination des infirmes et des débiles. »[292].

La médiocrité peut être le résultat pour Richet d'un défaut d'intelligence : « une certaine quantité de bêtise, ou, pour mieux dire, le défaut d'une certaine quantité d'intelligence, c'est une tare, une vraie tare, comparable aux tares physiologiques, et qu'il faut traiter les vices de l'intellect avec la même rigueur que les vices du corps »[293]. Une liste plus complète des tares est donnée par Richet dans son article « La sélection humaine » de 1922[294].

Si Pinard et Richet partagent le désir de voir disparaître les « dégénérés », Richet tente de les nommer plus précisément et propose des moyens plus radicaux, à l'instar de la stérilisation. Pinard commente ce choix en le relativisant, accentuant l'hésitation que nous avons décelée chez lui : « Mon collègue Ch. Richet […] visant surtout la perfectibilité de la race dans les temps futurs, était autorisé à se montrer partisan de cette doctrine, car s'étant placé très haut dans l'espace, il lui était permis de voir très loin dans le temps »[295]. De plus, là où Pinard utilise un champ lexical de la pitié pour décrire les « tarés », Richet utilise le dégoût : « Une masse de chair humaine sans intelligence

---

[291] Charles RICHET, *La sélection humaine*, *op. cit.*, p. 132.
[292] *Ibid.*
[293] *Ibid.*, p. 151.
[294] Anne CAROL, *Histoire de l'eugénisme en France*, *op. cit.*, p. 147-148.
[295] Adolphe PINARD, « De l'Eugennétique », *op. cit.*, p. 712.

humaine, ce n'est rien. Il y a là de la mauvaise matière vivante qui n'est digne d'aucun respect ni d'aucune compassion »[296]. Cette différence rhétorique a une incidence sur le rôle des personnes concernées par les peurs dégénératives des deux médecins. En effet, Pinard développe une doctrine inclusive qui enjoint chaque individu et chaque couple à contribuer à la régénération humaine, y compris les détenteurs de tares. Ces derniers, en tant que citoyens, sont amenés à se restreindre, c'est-à-dire à ne pas procréer volontairement, ou à changer d'état biologique avant de procréer comme participation à ce projet de revitalisation. Un changement d'état est pensable dans une perspective néo-lamarckienne et concerne notamment les convalescents : « *Un syphilitique voulant honnêtement procréer, doit se soumettre à une retraite thérapeutique spéciale,* [...] alors seulement, une procréation peut être permise avec chance de succès. »[297]. Toutefois, il est possible de nuancer ce propos du fait de la proposition de loi du médecin qui inscrit les dernières actions de Pinard dans une approche plus autoritaire. *A contrario*, Richet propose un projet plus darwinien selon Schneider, c'est-à-dire éloigné de la croyance transformatrice néo-lamarckienne de l'environnement[298]. De ce fait, les individus ne peuvent pas modifier significativement leur état, ce qui fait des « tarés » des êtres immuablement dangereux qu'il convient alors, d'après Richet, d'éliminer. L'individu est relégué à une position passive déterminée par sa naissance. Richet ne partage alors pas le point de vue déontologique de Pinard sur la sacralité de la vie :

> « Je n'ignore pas l'admirable dévouement des maîtres qui enseignent aux sourds-muets [...] A quoi bon avoir donné un semblant de vie à des êtres imparfaits, condamnés à l'imperfection ? Un enfant nouveau-né est une créature exquise [...] Il suffit, pour que je l'adore, cet être humain naissant, qu'il ait un avenir de pensée. Mais où est l'avenir de pensée chez les sourds-muets ? Ces ébauches d'humanité, ces produits disgraciés, condamnés, en eux ou en leur descendance, à être

---

[296] Charles RICHET, *La sélection humaine*, *op. cit.*, p. 164.
[297] Adolphe PINARD, « À la jeunesse, pour l'avenir de la race française », *op. cit.*, p. 14.
[298] William H. SCHNEIDER, *Quality and Quantity*, *op. cit.*, p. 111.

toujours des rebuts, ces pauvres avortons, doués de défectuosités physiques et de tares mentales, ne peuvent inspirer que pitié, dégoût et aversion. Pourquoi nous obstiner à prolonger leur existence, malgré l'ordre formel de la Nature qui les veut supprimer ? […] C'est barbarie que de forcer à vivre un sourd-muet, un idiot, un rachitique »[299].

Ainsi, contrairement à Richet, Pinard défend la vie, ce qui implique une organisation sociale radicalement différente qui repose sur le principe de solidarité illustré par les systèmes de redistribution espérés par Pinard.

À cette opposition s'ajoute la vision racialiste et hiérarchique du lauréat du prix Nobel : « Après l'élimination des races inférieures, le premier pas dans la voie de la sélection, c'est l'élimination des anormaux. »[300].

Les deux projets connaissent ainsi des divergences notables qui appellent alors la question suivante : qu'a voulu signifier Pinard lorsqu'il a écrit : « Ce sera l'étape qui, franchie, permettra d'envisager l'avenir de la *Sélection humaine* » ? Schneider nous apprend que Richet est la personne qui a influencé la puériculture de Pinard en faisant ajouter par ce dernier des réflexions biologiques sur l'hérédité dans le champ de recherche de cette nouvelle science. Celles-ci apparaissent de manière très développées en 1912 avec des références à la première version du livre de Richet, mais aussi à Galton et à d'autres biologistes, notamment Darwin[301]. Toutefois, contrairement à ce qu'affirme Schneider[302], l'article de 1912 n'est pas le premier article sur la puériculture de Pinard où Darwin est évoqué puisqu'il l'est également dans un article de 1899[303]. Cela signifie que la puériculture, avant 1899, ne comprenait pas de mesure prophylactique, autre que le repos des corps du travail et des maladies, et se restreignait, après la naissance, aux conseils

---

[299] Charles RICHET, *La sélection humaine*, *op. cit.*, p. 163-164.
[300] *Ibid.*, p. 163.
[301] Adolphe PINARD, « De l'Eugennétique », *op. cit.*, p. 708.
[302] William H. SCHNEIDER, *Quality and Quantity*, *op. cit.*, p. 81.
[303] Adolphe PINARD, « De la conservation et de l'amélioration de l'espèce », *op. cit.*, p. 171.

synthétisés dans son livre de 1904[304]. Malgré leur divergence sur le rôle de l'environnement, il est ainsi possible de considérer que les deux hommes partagent une vision commune sur « l'élimination » des anormaux. La dégénérescence de l'humanité attribuée à la civilisation provient également de Richet. Or, cette dégénérescence se manifeste par des « dégénérés ». Pinard a donc modifié la portée de sa science naissante pour en faire l'instrument de recherche d'une partie de l'élimination désirée par Richet qui passe par la prophylaxie. La branche spécialisée de ce travail naît également en 1912 : l'Eugennétique. L'absence de critique des travaux de Richet de la part de Pinard nous amène alors à considérer que l'opposition fondamentale entre les deux auteurs au sujet de leur rapport à la sacralité de la vie ne constitue pas un différend théorique suffisant. Cela peut s'expliquer par l'idée selon laquelle la puériculture avant la procréation constitue une étape qui doit être franchie avant d'envisager l'avenir de la « sélection humaine ». Cet ordre dans l'application des théories est également explicité dans une autre intervention au sujet de la procréation éclairée : « Alors seulement, lorsque les sociétés auront rempli ce devoir, elles auront le droit de rechercher ce qu'elles doivent et peuvent faire contre ceux dont la future progéniture serait reconnue comme devant être fatalement désastreuse pour elles. »[305]. Ainsi, les êtres imparfaits dont parle Richet cesseraient de naître, ou alors de manière accidentelle et rare, une fois le projet de la puériculture avant la procréation accompli. Dès lors, il ne serait plus nécessaire de mettre un terme artificiellement et volontairement à la vie de certaines personnes. Une autre explication serait que Pinard n'accorderait pas autant d'importance au maintien de la vie de chacun comme il le prétend et serait tenté par les mesures radicales proposées par son ami. Cette hypothèse que nous pensons moins probable s'appuie notamment sur l'affirmation, que nous n'avons pas pu vérifier,

---

304 Adolphe Pinard, *La Puériculture du premier âge. Nourriture - Vêtement - Hygiène*, *op. cit.*

305 Adolphe Pinard, « Considérations générales sur « La Puériculture avant la procréation » (Résumé.) », *op. cit.*, p. 458.

d'un refus de la part de Pinard de maintenir en vie les prématurés[306].

Ce point a été l'occasion de montrer que l'eugénisme de Pinard se distance théoriquement d'autres pensées eugénistes, y compris françaises et influentes sur la réflexion des eugénistes en général et de Pinard en particulier. La distance s'opère à la fois sur le rôle de l'environnement dans la détermination biologique de l'individu ainsi que sur le regard et l'attitude de la société à l'encontre du pathologique. La comparaison des pensées de Pinard et de Richet démontre que, malgré l'influence structurelle que ce dernier eut sur la puériculture et ses travaux, Pinard maintient sa position déontologique de défense de la vie de tous et partout ainsi que son attachement à des valeurs républicaines et libérales malgré sa proposition de loi en vue d'instaurer un certificat prénuptial qui fait figure d'exception.

Notre analyse met en exergue l'ampleur qu'Adolphe Pinard souhaite donner à sa puériculture. L'eugénisme n'y est pas qu'une science du législateur, mais un projet universel d'organisation sociale de (production de) la vie. Ce projet est porté par un discours qualitatif fondé sur la croyance qui rejette un fatalisme héréditaire au profit d'un volontarisme transformateur de l'être. Cette transformation peut être mentale, par les mécanismes incitatifs imaginés, comme physique. De plus, cette transformation se conçoit dans une logique fraternelle, altruiste et quasi religieuse. Une telle conception éloigne Pinard de nombreux eugénistes qui partagent une acception inspirée des thèses de Mendel ou Weismann plus répandue dans les pays germaniques et anglo-saxons. Cet eugénisme principalement qualitatif du puériculteur le rapproche de nombreux penseurs français et latins et est perçu comme plus modéré par les auteurs et acteurs de l'époque. Il laisse une apparente croyance en la liberté individuelle qui se traduit, d'une part, par des politiques incitatives donc non coercitives et une participation active au

---

306 Anne CAROL, « Charles Richet, un eugéniste parmi d'autres ? », *in* Jérôme VAN WIJLAND (dir.), *Charles Richet (1850-1935)*, Presses universitaires de Rennes, 2015, pp. 91-104, doi:10.4000/books.pur.88561.

projet de la puériculture. Ensuite, l'image théologique érige les partisans de la puériculture au rang d'apôtres et fait d'eux les membres d'un clergé au service de l'humanité. Pinard construit ainsi lui-même un parallèle qui approfondit le rôle de médecin-gardien. Les médecins deviennent des prêtres qui propagent le catéchisme de la puériculture au sein de la société, qu'ils ont le devoir de protéger, grâce à leurs connaissances. Ainsi, l'individu ne peut être que l'adepte du culte organisé par les médecins qui disposent d'une position supérieure par rapport au reste de la population. Cette supériorité est acquise par le savoir qui permet de sauver l'humanité incapable de s'auto-organiser pour maintenir son existence. Cependant, comme le note Carol, cette image du prêtre-médecin explicite dans la pensée d'un Wylm s'écarte du prêtre confident[307]. Cette hiérarchie sociale implicite chez Pinard est une forme d'expression de son volontarisme qui nécessite et promeut un contrôle étatique et judiciaire de la sexualité du sujet. Or, une telle conception, pour un auteur partisan de l'éducation et non de la contrainte, semble mettre en péril la libre expression de l'individu.

2.2. Arbitraire et identité

Si la fin du XIXe siècle et le début du XXe siècle sont marqués par un foisonnement intellectuel autour des réflexions eugénistes, ils regroupent également diverses critiques des eugénismes qui portent sur les plans économique, scientifique, politique ou encore moral. Toutefois, Adolphe Pinard n'a jamais engagé de dialogue avec un détracteur de l'eugénisme en général ou de son eugénisme en particulier, ce qui ne rend néanmoins pas sa critique impossible. Les rares passages où il évoque des positions contradictoires concernent des propos issus de la doxa qui justifient le refus d'ajouter des cours d'éducation sexuelle aux enfants parce que les programmes seraient déjà trop chargés ou

[307] Anne CAROL, *Histoire de l'eugénisme en France*, *op. cit.*, p. 254.

que ces cours relèveraient de l'immoralité[308]. Cette sous-partie présente des critiques qui montrent les faiblesses théoriques propres aux idées du médecin, mais aussi les désaccords philosophiques et politiques qu'entretiennent plusieurs auteurs avec des positions eugénistes défendues (in)directement par le médecin.

Notre propos s'axe sur les risques qui pèsent sur les libertés et l'identité de l'individu provoqués par l'étatisation de l'application du programme de la puériculture, comme moyen d'adapter les comportements des individus et des couples, désirée par Pinard. Le premier de ces risques est d'ordre socio-politique tandis que le second concerne la possible dissolution de l'individu dans le social.

2.2.1. Risque socio-politique du recours à un eugénisme d'État ou en lien avec l'État

Le puériculteur conçoit la régénération qualitative et quantitative de la France à partir des familles et de l'éclairement de la liberté individuelle. Cependant, cette responsabilité individuelle et familiale est garantie dans le projet de Pinard par une intervention régulière de l'État. Or, plusieurs auteurs pointent les possibles abus induits par un tel pouvoir accordé à la puissance publique. Il convient dès lors de décrire ces dérives et leurs conséquences sur l'individu et la famille avant de vérifier si elles apparaissent en creux dans le schéma de pensée de Pinard.

2.2.1.1. Contrôle par l'État et contrôle de l'État

Paul Weindling nous informe que l'Europe centrale fut, entre les années 1880 et 1950, une zone d'importation des théories

[308] Adolphe PINARD, « Des rapports de l'hygiène avec l'instruction et l'éducation », *op. cit.*, p. 456.

eugénistes des penseurs de langue anglaise, française et allemande[309]. Cette région a ainsi connu de nombreux débats autour de ces projets contradictoires. Ces discussions ont eu lieu entre des eugénistes, mais aussi avec des personnes opposées à toute forme de projet eugéniste.

Une des critiques que Weindling met en avant est celle du risque de l'arbitraire étatique qui pourrait récupérer les thèses eugénistes dans le but de modeler la population à des fins différentes[310]. En s'appuyant sur des experts sélectionnés de manière discrétionnaire par l'administration ou le pouvoir politique, la puissance publique serait capable de mettre en œuvre des programmes contraignants pour l'ensemble de la population et pas nécessairement fidèles, d'une part, à la volonté de la majorité dans le cadre d'un gouvernement représentatif[311] ou, d'autre part, à l'avis formulé par les experts eux-mêmes. Deux cas de figure sont possibles. Le premier concerne la situation dans laquelle les intérêts des experts et de l'administration ou du pouvoir politique sont similaires, voire identiques ; la seconde consiste en une divergence entre ces acteurs.

La première situation est explorée notamment par Friedrich Hertz dans *Moderne Rassentheorien* publié en 1904. L'auteur explique que les idées eugénistes, lorsqu'elles sont associées à des considérations racialistes, ne sont pas fondées scientifiquement, mais idéologiquement. Il considère que les théories racialistes ne sont que le déguisement idéologique de l'exploitation, ou d'une volonté d'exploitation, de dominés par des dominants[312]. La critique porte donc principalement sur les liens entre race, notion jugée non scientifique et idéologique,

---

309 Paul WEINDLING, « Critics, Commentators and Opponents of Eugenics 1880s–1950s », *East Central Europe*, 2011, vol. 38, nº 1, pp. 79-96, p. 79, doi:10.1163/187633011X574356.

310 *Ibid.*, p. 82.

311 Le gouvernement représentatif se caractérise selon Manin par quatre principes : l'élection de représentants à intervalles réguliers, une indépendance des gouvernements dans leurs décisions vis-à-vis des électeurs, une liberté d'opinion des gouvernés et des décisions publiques soumises à l'épreuve de la discussion. Voir Bernard MANIN, *Principes du gouvernement représentatif*, Paris, Calmann-Lévy, Liberté de l'esprit, 1995.

312 Paul WEINDLING, « Critics, Commentators and Opponents of Eugenics 1880s–1950s », *op. cit.*, p. 83.

eugénisme et hygiénisme, perçus comme les modes d'action de la domination. À partir de cette critique, il est possible de montrer que l'arbitraire de l'État implique aussi la question des acteurs qui contrôlent l'État. S'il existe un groupe dominant, et des experts reconnus par l'État, ceux-ci ne disposent pas d'avis nécessairement convergents. Au-delà de la distinction découlant du paradigme évolutionnaire adopté, des débats existent entre natalistes et néo-malthusiens,[313] mais aussi entre les partisans d'une hiérarchisation des races, qui débouche sur le refoulement des « races inférieures », et les penseurs qui ne conçoivent pas une forme de dégénérescence provoquée par une « mixité raciale » ; qui se manifeste par des débats sur l'immigration après la Première Guerre mondiale[314].

Il existait de nombreux débats au sein du mouvement eugéniste français qui se traduisaient alors par des rapports de force entre les différents courants au sein des cercles de réflexion eugénistes, mais aussi auprès du pouvoir. Ces débats se cristallisaient notamment autour de propositions administratives ou législatives contraignantes, à l'instar de la proposition de loi de Pinard ou de sa volonté d'instaurer des certificats pour les individus et métiers considérés comme étant à risque pour l'enfant sur lesquelles il convient de revenir.

2.2.1.2. Les tentations de la fonctionnarisation

Adolphe Pinard a, nous l'avons vu, défendu la constitution d'un ordre médical et d'un ordre juridique structurés autour de la réalisation du projet eugéniste. L'une des manifestations de cet

[313] Voir Alain DROUARD, « Aux Origines de l'eugénisme en France : le néo-malthusianisme (1896-1914) », *Population (French Edition)*, mars 1992, vol. 47, n° 2, p. 435, doi:10.2307/1533917 ; De nombreux chapitres du livre de Carol sont également dévolus aux débats qui parcourent les médecins eugénistes : Anne CAROL, *Histoire de l'eugénisme en France*, *op. cit.*
[314] William H. SCHNEIDER, « L'eugénisme en France : le tournant des années trente. », *Sciences sociales et santé*, 1986, vol. 4, n° 3, pp. 81-114, doi:10.3406/sosan.1986.1041.

ordre médical est la proposition de la loi « ayant pour objet le relèvement de la natalité française au point de vue du nombre et de la qualité qui se présente de la façon suivante :

> « Article unique : Tout citoyen français, voulant contracter mariage, ne pourra être inscrit sur les registres de l'état civil que s'il est muni d'un certificat médical, daté de la veille, attestant qu'il ne présente aucun symptôme d'une maladie contagieuse »[315].

Comme l'écrit Carol : « De fait, le projet de Pinard réalise les vœux des partisans d'une intervention musclée de l'État et, partant, des médecins dans les mariages. »[316]. L'esprit de la loi est alors de faire des médecins des agents de l'État ou des alliés de l'État qui obtiendraient une délégation du pouvoir d'accorder les alliances. Cette forme de fonctionnarisation émane également des certificats proposés par le puériculteur (voir supra) qui représentent des actes médico-administratifs d'exercice de certaines professions, notamment les nourrices, et des unions. Cette mise au service de l'État, voire d'un pouvoir auxiliaire à l'État, constitue le dispositif imaginé par Pinard pour révéler la menace invisible qu'est la tare. La tare prospère justement parce qu'elle est invisible. Le certificat marque le porteur de la tare : il est le document qui distingue le sain du pathologique. La construction de ce document s'effectue dans la continuité de la pénétration du médical et du scientifique dans l'intime.

La démarche de Pinard s'inscrit dans une perspective de renforcement du pouvoir de l'État et de celui du médecin. Cette association du corps médical à l'État est cependant critiquée par une partie des médecins de l'époque qui ne souhaitent pas toucher au caractère libéral et personnel de leur profession. Ces professionnels veulent une médecine détachée d'une quelconque évaluation sociale de leur patient dans l'exercice de leur métier

---

315 *Documents parlementaires, Chambre*, SE 1926, annexe n°3585 *in* Anne CAROL, *Histoire de l'eugénisme en France*, *op. cit.*, p. 222.
316 *Ibid.*, p. 223.

et veulent maintenir la relation unique avec chaque patient[317]. Une partie du corps médical s'oppose alors à l'eugénisme du fait des répercussions sur la nature de leur travail :

> « M. Hallopeau. – Et le secret médical ?
>
> M. Pinard. – Alors, il n'y a rien, plus rien à faire »[318].

L'autre acteur qui exprime son inquiétude vis-à-vis de la proposition de loi de Pinard est l'Église. Toutefois, Schneider indique que l'institution critique le caractère obligatoire de l'examen, mais pas l'instauration d'un tel certificat[319]. L'eugénisme français est perçu comme plus mesuré que celui pensé dans le monde anglo-saxon[320]. De ce fait, malgré la tentative de l'obstétricien d'augmenter les pouvoirs du médecin au détriment d'une part de la vie privée et de la liberté de l'individu dans une perspective eugéniste, celui-ci ne reçoit pas de violente critique du clergé catholique qui finit cependant par critiquer toute forme d'eugénisme.

Il convient donc de mettre en lien la critique de Hertz avec la proposition de Pinard. Pinard ne lie pas « races » et eugénisme, mais il montre la volonté d'instrumentaliser l'État à des fins d'application d'intérêts des médecins (ou du moins ce que Pinard croit être leurs intérêts). Sa proposition vise à officialiser ce groupe de gardiens ; contrôleurs de la sexualité, ou plutôt de l'instinct de reproduction ou « Amour », et du chemin biologique que doit emprunter l'espèce humaine. De plus, même si Pinard considère que chaque individu doit participer à la régénération biologique et critique souvent les activités des plus aisés en matière de prise en charge de l'enfant, force est de constater que la pratique de l'examen prénuptial est principalement le fait de la

---

[317] Anne CAROL, « Médecine et eugénisme en France, ou le rêve d'une prophylaxie parfaite (XIXe - première moitié du XXe siècle) », *op. cit.*, p. 628.
[318] *Bulletin mensuel*, Paris, Rueff, 1904, p. 478, URL complète en biblio.
[319] William H. SCHNEIDER, « The Eugenics Movement in France, 1890-1940 », *op. cit.*, p. 90.
[320] *Ibid.*, p. 81.

bourgeoisie à l'époque ; même si une part très restreinte de celle-ci le pratique[321].

La principale opposition aux propositions eugénistes négatives de Pinard provient ainsi de ses confrères qui se soucient des effets néfastes sur leur relation avec le patient. Il est toutefois possible d'affirmer que la proposition de loi de Pinard et la proposition d'instauration des certificats mentionnés participent d'une volonté de rétrécir les libertés des citoyens qui se manifeste dans l'interdiction faite à des individus de se marier, de procréer ou de choisir leur métier librement. Cela est d'autant plus difficile à vivre pour les personnes concernées que ces deux domaines correspondent aux deux devoirs que le puériculteur donne à chacun : produire et se reproduire. Or, le médecin ne se prive pas de culpabiliser les personnes incapables de remplir leurs devoirs : « Quant à l'oisif, c'est un parasite, un élément dangereux et souvent nuisible pour le corps social »[322]. Par conséquent, Pinard retire aux pathologiques l'accomplissement de leurs devoirs, les contraignant à une humanité qui ne trouve une forme de complétude que dans l'effort fourni à ne pas propager sa tare. Ces propositions discriminantes s'opposent alors à une capacité d'émancipation pour une partie de l'humanité. Au-delà de cette restriction à ce que Pinard qualifie de bonheur, la puériculture met en danger l'existence de l'individualité de chacun.

2.2.2. Perte de l'expression de l'identité

Adolphe Pinard prend soin de ne jamais donner de modèle d'individu à créer, qu'il soit existant (tandis que d'autres vantent la « race aryenne » ou la « race nordique ») ou imaginé (à l'instar d'Edmond Desbonnet qui, bien que s'appuyant sur des « hommes forts » comme modèles à suivre, imagine la « Culture

---

321 Anne CAROL, *Histoire de l'eugénisme en France*, *op. cit.*, p. 312.
322 Adolphe PINARD, « Le rôle de l'École dans la civilisation de l'instinct sexuel. Conférence faite à la Société Française de Pédagogie le 27 novembre 1924 », *op. cit.*, p. 182.

Physique » avec l'idée de créer un homme au corps nouveau[323]). Cette absence de standard ne signifie pourtant pas que le médecin défende une infinité d'identités phénotypiques et génétiques puisque son eugénisme qualitatif consiste en une gestion du « capital biologique » qui correspond à sa réduction volontaire. Cette section essaie de présenter des arguments qui concourent à la dénonciation de l'appauvrissement de l'identité individuelle provoquée par l'application de la pensée de Pinard. Un premier temps nous permet de décrire les problèmes engendrés par la perte de diversité biologique provoquée par la mise en œuvre d'un programme eugéniste. Nous tenterons de faire dialoguer cette critique avec l'œuvre de Pinard. Un second temps s'intéresse plus particulièrement à la critique rawlsienne de l'utilitarisme et des failles de l'utilitarisme négatif. Cette critique fragilise la volonté de Pinard de concilier intérêt de l'individu et intérêt de l'espèce humaine.

2.2.2.1. Individualité et normalisation

Il est vrai que la diversité permise par l'absence de standard fait de la puériculture une théorie plastique dont les deux infinis envisagés sont la dégénérescence, qui peut être considérée comme ayant pour état indépassable la disparition de l'humanité, et l'amélioration continue. L'amélioration est mesurée au niveau global, à l'échelle de l'espèce, mais la diversité à l'échelle individuelle est possible du fait de l'absence de modèle. Cette plasticité est aussi une capacité d'adaptation de la puériculture aux besoins des parents et/ou de la communauté. L'établissement d'un modèle de perfection aurait l'inconvénient de n'être adapté qu'à la configuration sociale dans laquelle il est désigné et de montrer des inadaptations à une société profondément modifiée du fait, par exemple, du progrès technique [324]. Cette

[323] *La Culture Physique*, volume 1, n°1, février 1904.

[324] Les auteurs proposant un modèle essaient parfois de montrer que celui-ci est parfait ou supérieur indépendamment du contexte. Le caractère scientifique de telles démarches est cependant remis en cause. Voir par exemple : Michael

caractéristique de la puériculture la rend-elle imperméable à toute critique relative à la menace que ferait peser l'eugénisme sur la construction de l'individualité ? La confusion des termes « sain », « normal », « moyen » et « naturel » qu'entretient Pinard l'éloigne-t-elle d'autres configurations de l'eugénisme qui ne décrivent pas de modèle précis ? L'ajout du « naturel » le différencie-t-il d'un idéal de « l'homme moyen » de Quételet qui a influencé plusieurs auteurs eugénistes ?

Adolphe Quételet est un statisticien qui a créé une théorie de « physique sociale » qui fait la promotion d'un « individu moyen » : « un individu qui résumerait en lui-même, à une époque donnée, toutes les qualités de l'homme moyen, représenterait à la fois tout ce qu'il y a de grand, de beau, et de bien ». Cet individu moyen représente toutefois un étalon inatteignable puisqu'il « n'est en général donné aux hommes de ressembler à ce type de perfection, que par un nombre de côtés plus ou moins grands »[325]. La date de l'essai de Quételet nous indique qu'il n'avait pas de visée eugéniste (comparable à ceux développés à l'époque de Pinard). Toutefois, il est possible de déceler une forme de défense de l'individu moyen alors assimilé à l'individu normal chez Richet. L'application de l'eugénisme de Richet contribuerait toutefois à une inconstance « à la hausse » de la moyenne dans le cas où elle ne serait pas définie préalablement. L'élimination des « faibles » et « tarés » augmenterait ainsi les « qualités moyennes » de la population. Ce processus pourrait-il être poursuivi indéfiniment ? Les normaux d'autrefois pourraient-ils devenir les personnes à éliminer ? Les travaux de Richet tendent dans le sens du non. En effet, Richet donne une liste plus ou moins exhaustive des tares dont il faudrait se débarrasser. De plus, les modifications génétiques n'apparaissent que rarement et marginalement, ce qui signifie qu'après l'élimination des « tarés », il ne resterait qu'une diversité restreinte d'individus, partagée entre la masse de

---

MEZZANO, « The Progressive Origins of Eugenics Critics: Raymond Pearl, Herbert S. Jennings, and the Defense of Scientific Inquiry », *The Journal of the Gilded Age and Progressive Era*, 2005, vol. 4, n° 1, pp. 83-97.

325 Adolphe QUETELET, *Sur l'Homme et le développement de ses facultés, ou Essai de physique sociale*, Paris, Bachelier, 1835, p. 289-290, URL complète en biblio.

« normaux/moyens » et quelques « génies ». *A contrario*, Pinard pense la possibilité d'une augmentation de la population, même après la disparition des « malheureux » Le puériculteur n'a fait que traiter la nécessité, selon lui, de combattre les tares et n'évoque pas la possibilité d'effectuer des techniques de production volontaires de caractères. Il concentre certes son approche sur l'évitement de l'apparition de tares dans la continuité de son approche utilitariste négative. Néanmoins, la perspective d'une création volontaire de caractères ne semble pas exclue de la puériculture, voire de l'Eugennétique dès lors que certains caractères seraient considérés comme bénéfiques à l'humanité. Sans qu'elle ne soit explicitement proclamée, cette possibilité peut se lire chez Pinard :

> « [...] tous les capitaux, de quelque nature qu'ils soient, doivent servir à la Société tout entière. Or, tout être humain reçoit ou devrait recevoir, au moment de sa procréation et posséder au moment de sa naissance à la lumière, le capital biologique, le capital ancestral le plus précieux et le plus sacré de tous : la santé. Ce capital [...] ne doit être ni amoindri ni anéanti, mais conservé entièrement et transmis au moins intact, sinon augmenté »[326].

Quoi qu'il en soit, la puériculture propose d'abord et avant tout la réduction du capital biologique comme moyen de l'améliorer, ce qui peut contribuer à une limitation significative, voire, même si cela paraît moins probable, à une uniformisation des individus, surtout si des caractères sont désignés comme caractères à acquérir. Dans cette optique, la procréation d'un individu correspond d'abord à une technique de production rationnelle et serait conditionnée à la certitude du médecin que les procréateurs seront capables de mettre au monde un produit sain.

---

[326] Adolphe PINARD, « Le rôle de l'École dans la civilisation de l'instinct sexuel. Conférence faite à la Société Française de Pédagogie le 27 novembre 1924 », *op. cit.*, p. 182-183.

Si cette perspective reste éloignée de la société dépeinte dans *Le Meilleur des mondes*[327], au sein de laquelle la naissance des enfants est réalisée de manière rationnelle et contrôlée, mais où des classes sociales immuables existent, elle montre la subordination de l'existence physique du sujet, et pas simplement de sa sexualité, à ce que le corps médical considère comme une vie acceptable. Une telle vie est une existence dénuée de tare ou porteuse de caractères désirés et dont le processus de production (la procréation et la grossesse) est exempt *a priori* de risque d'apparition de l'inacceptable, ou plutôt l'inaccepté. Cet anti-individualisme qui découle de la nature du capital biologique visé par la puériculture, qui peut se retrouver plus ou moins restreint après l'application du programme eugéniste, s'aperçoit également à travers la critique rawlsienne de l'utilitarisme.

2.2.2.2. Le sacrifice comme inhérent à l'utilitarisme

John Rawls, dans son livre *A Theory of Justice*, construit une critique de l'utilitarisme classique. Il reprend la tradition contractualiste à travers la situation originelle à partir de laquelle les individus d'une société établissent les critères de justice organisant la société. Au cours de la décision, les membres de la future société effectuent leur choix sous ce que Rawls appelle un voile d'ignorance, c'est-à-dire une incapacité pour chacun de connaître des informations qui ne sont pas pertinentes du point de vue de la justice, y compris sa position sociale. À ce voile d'ignorance s'ajoute un désintérêt mutuel, ce qui signifie que les individus ne prennent pas en compte dans leur choix, par ailleurs rationnel, les intérêts des autres[328]. C'est notamment sur la base du principe de désintérêt mutuel que Rawls élabore sa critique de l'utilitarisme classique. En effet, l'utilitarisme classique se

[327] Aldous HUXLEY, *Le Meilleur des mondes*, Paris, Plon : Presses Pocket, 1999 [1932].
[328] John RAWLS, « La justice comme équité », *in A Theory of Justice* [1971], Catherine AUDARD (trad.), É-U., Cambridge, Massachusetts, Seuil, 1987, pp. 29-53.

manifeste par une maximisation du bonheur global qui peut se traduire par une diminution de l'utilité de certains afin d'augmenter plus fortement celle d'autres :

> « De même que le bien être d'une personne est constitué par les séries de satisfactions expérimentées à différents moments et qui constituent l'existence individuelle, de même le bien-être de la société est constitué par la satisfaction des systèmes de désirs des nombreux individus qui en font partie. [...] De même qu'un individu met en balance ses pertes présentes et futures par rapport à ses gains présents et futurs, de même une société peut mettre en balance les satisfactions et les insatisfactions des différents individus qui la composent. Et c'est par de telles réflexions que l'on parvient tout naturellement au principe d'utilité »[329].

Or, le principe de désintérêt mutuel s'oppose à un tel critère de justice qui constitue un sacrifice de la satisfaction de certains individus et la négation de leur individualité dans le cadre d'une décision prise par la majorité :

> « [...] il semble tout à fait improbable que des personnes se considérant elles-mêmes comme égales, ayant le droit d'exprimer leurs revendications les unes vis-à-vis des autres, consentent à un principe qui puisse exiger une diminution des perspectives de vie de certains, simplement au nom de la plus grande quantité d'avantages dont jouiraient les autres. Puisque, chacun désire protéger ses intérêts, [...] personne n'a de raison de consentir à une perte durable de satisfaction pour lui-même afin d'augmenter la somme totale »[330].

L'utilitarisme classique a donc parfois l'inconvénient d'entraver la poursuite des intérêts des groupes minoritaires. En est-il de même pour l'utilitarisme négatif sous-jacent à la puériculture ?

---

[329] *Ibid.*, p. 49-50.
[330] *Ibid.*, p. 40.

L'utilitarisme négatif présent dans la théorie de Pinard est particulier, car il ne se réfère pas aux vivants, en ce qu'il ne prône pas la mort des « dégénérés ». Cependant, ces personnes sont concernées par des restrictions de procréation et de mariage dans le projet intellectuel du puériculteur. Or, se reproduire est non seulement un devoir, mais aussi une condition d'atteinte du bonheur. Une justification peut être avancée pour tenter d'affirmer qu'être parent d'un enfant « débile » n'apporte pas de bonheur dans la perspective du médecin. La désutilité provoquée par la naissance d'un « taré » serait supérieure à l'utilité liée à la parentalité. Toutefois, Pinard écrit : « Quand une femme met au monde un enfant débile, au lieu de l'abandonner, elle s'obstine à le faire vivre et lui prodigue des soins attendris. »[331]. S'il n'est pas explicitement indiqué que cette mère aime son enfant, il est possible de le supposer. De plus, aucune justification ne semble proposée en ce qui concerne la restriction des unions. Dès lors, l'utilitarisme négatif de Pinard ne se base que sur une diminution de la désutilité globale au prix, parfois, d'une augmentation de l'insatisfaction d'une partie minoritaire de la société à qui est retirée une possibilité d'obtenir de l'utilité. Une affirmation du puériculteur permet de confirmer cette analyse : « [les sociétés] auront le droit de rechercher ce qu'elles doivent et peuvent faire contre ceux dont la future progéniture serait reconnue comme devant être fatalement désastreuse pour elles. »[332]. Le mot « elles » renvoie à « les sociétés » et non aux parents de la « progéniture », ce qui signifie que les premières ont une capacité d'intervention alors même que les seconds peuvent ne pas percevoir le procréé comme « fatalement désastreux ». Cette conclusion représente un problème pour la doctrine morale de Pinard qui tente à la fois de faire respecter le « pas immense [qui] a été accompli par notre troisième République, en proclamant la nécessité de la **Solidarité** »[333] et de promouvoir l'intérêt de l'espèce humaine jusqu'ici oublié selon lui. Si Pinard n'a jamais caché la priorité qu'il donne aux intérêts de l'espèce humaine à

---

[331] Adolphe PINARD, « De l'Eugennétique », *op. cit.*, p. 707. Voir note 31.

[332] Adolphe PINARD, « Considérations générales sur « La Puériculture avant la procréation » (Résumé.) », *op. cit.*, p. 458.

[333] Adolphe PINARD, « De la Pédagogie dans ses rapports avec la démocratie », *op. cit.*, p. 13.

cause du danger de la dégénérescence, il avait adopté une démarche non coercitive qui se basait sur l'éducation de la population et la naturalisation des principes de la puériculture par les individus.

La critique rawlsienne de l'utilitarisme permet alors de montrer que les restrictions proposées par Adolphe Pinard traduisent une priorisation des intérêts de l'espèce humaine dont la seule limite semble être l'intégrité de l'individu, mais pas l'ensemble de ses libertés. Cependant, Rawls dédie une brève partie de son ouvrage à des considérations eugénistes :

> « […] *it is possible to adopt eugenic policies, more or less explicit* […]. *We should note* […] *that it is* […] *in the interest of each to have greater natural assets. This enables him to pursue a preferred plan of life. In the original position, then, the parties want to insure for their descendants the best genetic endowment (assuming their own to be fixed). The pursuit of reasonable policies in this regard is something that earlier generations owe to later ones* […]. *Thus over time a society is to take steps at least to preserve the general level of natural abilities and to prevent the diffusion of serious defects. These measures are to be guided by principles that the parties would be willing to consent for the sake of their successors* »[334].

Non seulement Rawls plaide pour des mesures eugénistes, mais les justifications qu'il invoque semblent en plus faire écho aux préoccupations de Pinard. En effet, l'objectif de l'eugénisme esquissé par Rawls est de conserver le niveau général des capacités naturelles et d'empêcher la diffusion de défauts préjudiciables à la manière dont une personne veut mener sa vie. Cet objectif est alors très proche de celui de la puériculture qui espère conserver le capital biologique de l'espèce et empêcher la naissance de « tarés », donc la diffusion de traits et maladies jugés préjudiciables. Ensuite, Rawls indique que le recours à l'eugénisme afin de réaliser un tel objectif correspond à une

---

[334] John RAWLS, *A Theory of Justice*, Rev. ed., Cambridge, Mass, Belknap Press of Harvard University Press, 1999, p. 92.

mesure de justice intergénérationnelle ; point également présent chez le puériculteur. Enfin, les politiques eugénistes seraient consenties par les individus lors de la position originelle. Si Pinard ne reprend pas l'image du contrat, il envisage et promeut l'éducation de la puériculture, soit l'imprégnation et l'acceptation des idées eugénistes par la population. La forme de l'eugénisme évoquée par Rawls, bien qu'assez générique, semble se fondre avec la puériculture dans sa finalité et certains de ses principes. David Shaw note également que la présentation de telles pratiques eugénistes consenties par les individus correspond à un eugénisme négatif, strictement préventif ou prophylactique, comme l'est la puériculture avant la procréation[335].

Toutefois, nous pensons que cet extrait de l'œuvre de Rawls n'aboutit pas à la défense de l'ensemble des propositions de Pinard. Rawls précise bien que les programmes eugéniques doivent être « *reasonable* » sans donner d'exemple. Il est possible de considérer que les mesures et pratiques raisonnables dont il est question concernent des dispositifs que Pinard qualifierait de prophylactiques, mais qui n'existaient pas à son époque. Rawls fait ainsi peut-être référence à ce qui est appelé en France l'interruption médicale de grossesse (ou interruption de grossesse pratiquée pour motif médical), rendue possible par les diagnostics prénataux. Cette pratique médicale est utilisée, notamment, afin d'éviter la naissance d'un « enfant à naître » qui a « une forte probabilité » d'être « atteint d'une affection d'une particulière gravité reconnue comme incurable au moment du diagnostic »[336]. Nous pensons ainsi que Rawls a en tête ici des moyens utilisés principalement durant la grossesse. De surcroît, les restrictions qu'implique la création de certificats à caractère médico-administratif pour les convalescents et pour l'accès au mariage s'opposent au premier principe de justice décrit par Rawls. Le philosophe présente en effet deux principes qui structurent la réflexion de son ouvrage[337]. Le premier principe est

---

335 David SHAW, *Genetic Morality*, Bern; New York, P. Lang, 2006, p. 147.

336 ARTICLE L2213-1, *Interruption de grossesse pratiquée pour motif médical*, URL complète en biblio.

337 John RAWLS, *A Theory of Justice*, *op. cit.*, p. 53.

rédigé de la manière suivante : « *Each person is to have an equal right to the most extensive total system of equal basic liberties compatible with a similar system of liberty for all.* »[338]. L'impossibilité pour certains membres de la communauté d'enfanter ou de se marier apparaît comme un non-respect de ce principe. De ce fait, les idées de l'obstétricien dont nous avons montré le caractère attentatoire aux libertés et intérêts de l'individu « taré » à travers la réflexion de Rawls ne sauraient correspondre aux mesures eugénistes prévues par ce dernier ; confortant notre analyse.

La pensée d'Adolphe Pinard, qui tentait de concilier le respect de l'individu propre à la civilisation avec une prise en compte de l'intérêt de l'« Espèce » se manifeste en définitive par une hiérarchisation des intérêts qui se traduit par un sacrifice du bonheur individuel au profit du bonheur collectif lorsque ceux-ci sont incompatibles.

Nous avons pu mettre en perspective la puériculture d'Adolphe Pinard vis-à-vis de la théorie autant normative que descriptive de l'homme moyen de Quételet à l'origine, directement ou indirectement, du standard de plusieurs théories eugénistes, ou du moins ce qui correspond à la figure à partir de laquelle se définissent les éléments rejetés. Il apparaît que la théorie de Pinard est aussi évolutive que l'humanité qu'elle prétend défendre. Ce caractère potentiellement perpétuellement inconstant qui peut se manifester en un va-et-vient entre amélioration et dégénérescence (une amélioration potentiellement continue ou une dégénérescence quasi continue), fait que la théorie de l'homme moyen s'applique mal à l'eugénisme de Pinard sauf si l'amélioration de l'humanité atteignait sa finalité lorsque les tares auraient disparu. Dans tous les cas, le caractère obligatoire de l'application des principes de la puériculture pour tous les individus risque de restreindre la diversité biologique de l'humanité de manière trop significative ; sans que nous croyions que cela aurait pour conséquence une

[338] *Ibid.*, p. 220.

uniformisation dépersonnalisante. À cela s'ajoute néanmoins l'idée que la puériculture participe d'un mouvement de contrôle de la vie avant même sa procréation selon des dynamiques de normalisation et de rationalisation des naissances qui rapprochent ces dernières d'un processus de production. La place que confère Pinard au médecin et à l'État avec qui il formerait une alliance comme condition de possibilité de l'exécution permanente et systématique de la puériculture comporte alors le risque d'une dépossession de la sexualité par l'obligation pour les procréateurs d'atteindre des objectifs passifs (éviter des tares), mais aussi actifs par la réalisation de techniques plus ou moins imposées. Ce coup porté à la liberté sexuelle et aux droits individuels est d'autant plus problématique que Pinard semble vouloir concilier respect sacré de l'individu et continuité biologique de la civilisation, c'est-à-dire des intérêts individuels et des intérêts collectifs. Cette conciliation se réalise en pratique par le sacrifice des intérêts d'une partie de la population lorsqu'il permet de diminuer le malheur global.

Pinard, penseur d'un eugénisme « libéral » et « modéré » par rapport au reste du mouvement eugéniste, construit en réalité une théorie qui entrevoit en son sein la possibilité d'une discrimination étatique et médicale entre les individus qui se manifeste par une exclusion des personnes discriminées de la réalisation de certains devoirs. La direction qu'il donne à ses travaux réduit considérablement le champ que l'individu peut utiliser pour se constituer et se penser lui-même en tant qu'individu, c'est-à-dire à la fois semblable à d'autres qui partagent son humanité, mais également singulier en ce qu'il dispose de différences uniques contingentes (ou tout du moins non décidées par des semblables ou leurs créations artificielles) qui peuvent être considérées comme essentielles à sa construction identitaire. Cette faiblesse de la construction théorique de Pinard tient à l'inadéquation entre le rôle que l'obstétricien souhaite attribuer au médecin avec la déontologie médicale et l'aspiration des praticiens à maintenir le caractère libéral de cette profession ainsi qu'aux moyens techniques de la médecine encore trop peu développés pour effectuer, sans l'appui de l'État, un contrôle satisfaisant.

2.3. Penser des questionnements soulevés par l'eugénisme libéral à partir de la puériculture[339]

Nous proposons de porter un regard sur ce que Nicholas Agar appelle « l'eugénisme libéral » à partir des caractéristiques principales de la puériculture telle que décrite par Adolphe Pinard. Cette sous-partie n'a nullement l'intention d'ériger Pinard comme la source intellectuelle de Nicholas Agar ou des auteurs de l'eugénisme libéral. Nous entendons étudier des thèmes de réflexion de l'eugénisme libéral à travers les questionnements de la puériculture. Nicholas Agar définit l'eugénisme libéral comme l'ensemble des pratiques médicales d'améliorations (*enhancements*) de l'individu et comme une théorie eugéniste dont les principes éthiques tentent de prendre en considération des valeurs dites « libérales » comme le respect des choix individuels[340]. Cette formulation intervient alors que, depuis la disqualification en occident du terme « eugénisme », d'importants progrès techniques ont été réalisés dans le champ de la médecine reproductive. C'est sur la base des nouvelles possibilités offertes par les outils médicaux que se forment de nouveaux questionnements éthiques et moraux sur leur utilisation. Le recours à certaines techniques est parfois assimilé à une pratique eugéniste. Dans une première section, nous présenterons cet eugénisme libéral et les arguments avancés quant à la justification de son recours ainsi que les rapprochements et distinctions possibles entre la partie négative de l'eugénisme de Pinard et l'eugénisme libéral tel que décrit par Nicholas Agar. Puis, dans une seconde section, nous exposerons une étude de cas, celui du diagnostic préimplantatoire, qui met à l'épreuve les rapprochements entre les deux formes d'eugénisme.

---

[339] Une partie des réflexions présentées figure dans : François SECCO « Supprimer le malheur ou le malheureux ? Le cas du diagnostic préimplantatoire », *Petites Pensées*, 2021.

[340] Nicholas AGAR, *Liberal Eugenics: in Defence of Human Enhancement*, Malden, MA, Blackwell Pub, 2005, p. 5.

2.3.1. Comparaison entre la puériculture et l'eugénisme libéral

Cette section présente, dans un premier temps, une définition détaillée de l'eugénisme libéral à partir de laquelle il est possible de dresser, dans un second temps, les rapprochements et distinctions entre les deux concepts.

2.3.1.1. Les caractéristiques principales de l'eugénisme libéral

Nicholas Agar a forgé l'expression « eugénisme libéral » (*liberal eugenics*). Ce nouvel eugénisme se construit, dans ses travaux, en opposition à l'eugénisme pratiqué au cours du XXe siècle, notamment dans l'Allemagne nazie, nommé « eugénisme autoritaire » (« *authoritarian eugenics* » [341]). Cette forme d'eugénisme se caractérise selon Agar par deux éléments principaux.

Le premier concerne l'acteur qui détermine quelle opération eugéniste doit être menée et qui doit la mener. Dans le cadre de l'« eugénisme autoritaire », l'État définit un programme eugéniste national ainsi que les personnes qui sont contraintes de le réaliser. Cet eugénisme est donc uniforme, car programmé par un seul acteur, l'État, et mis en œuvre par le biais de la coercition. L'État décide alors de la définition de la vie bonne ou d'une vie préférable, ce qui présuppose une hiérarchie des manières de vivre[342]. À cette perspective, Agar oppose un eugénisme dont les acteurs seraient les couples ou possibles futurs parents (*prospective parents*) qui auraient la capacité de désigner les techniques qu'ils souhaiteraient utiliser, sans obligation de recours à une technologie en particulier et sans que l'État ne

---

341 *Ibid.*

342 *Ibid.*

définisse ce qu'une bonne vie serait[343]. Seule la manière particulière dont les couples conçoivent la, ou les, bonne(s) vie(s) à mener devrait guider le choix des améliorations effectuées pour le possible enfant.

Le second élément est relatif aux méthodes disponibles et utilisées. En effet, Agar indique que l'eugénisme pratiqué en Allemagne nazie reposait sur des croyances fausses sur l'hérédité biologique, de sorte que l'objectif des programmes eugénistes n'aurait pas pu être atteint[344]. *A contrario*, Agar défend la mise à disposition de technologies améliorantes ou d'amélioration (« *enhancement technologies* »[345]), c'est-à-dire l'ensemble des moyens qui sont utilisés pour manipuler et sélectionner les facteurs héréditaires afin d'obtenir chez l'individu à naître certains traits désirés[346]. Ainsi, Agar caractérise son eugénisme par, d'une part, une pratique qui se limite aux technologies d'amélioration et de sélection des embryons et fœtus et, d'autre part, une attention focalisée non pas sur des politiques publiques, mais sur les préférences des couples.

Si Agar traite principalement du régime nazi pour illustrer l'eugénisme autoritaire, cette catégorie regroupe bien les politiques eugénistes mises en place « *in other parts of Europe and in the United States* »[347]. L'objectif d'Agar n'est pas d'effectuer une analyse comparative exhaustive des deux eugénismes. Il tente principalement de réhabiliter le terme « eugénisme », tel que défini par Galton, qui correspond à ce qu'il défend[348] en montrant les divergences fondamentales qu'il entretient avec sa version autoritaire. Cependant, nous avons réalisé en quoi le puériculteur se sépare de considérations d'autres eugénistes de son époque en mettant en avant le rôle des couples. Il apparaît alors pertinent d'établir une comparaison entre la puériculture de Pinard et l'eugénisme libéral tel que défini par Agar.

343 *Ibid.*
344 *Ibid.*, p. 6-7.
345 *Ibid.*, p. 7.
346 *Ibid.*
347 *Ibid.*, p. 5.
348 *Ibid.*

2.3.1.2. Procréation éclairée et pluralisme

La dimension essentielle de l'eugénisme libéral est la neutralité de l'État[349]. Les couples sont ainsi conseillés par le médecin sur les potentiels risques de la grossesse, les moyens de réduire ces risques ou encore sur la possibilité de sélectionner ou d'améliorer l'embryon ou le fœtus selon des critères médicaux ou propres au couple. Ces éléments peuvent également être portés à la connaissance des individus composant le couple au cours de leur éducation. En ce sens, l'eugénisme libéral semble s'opposer à la puériculture puisque celle-ci doit être mise en place selon Pinard à travers des politiques publiques. De plus, la proposition de loi du médecin tendant à l'instauration d'un certificat prénuptial déroge au libéralisme. Néanmoins, une partie non négligeable de ces politiques publiques visent à civiliser l'instinct de reproduction, c'est-à-dire à éclairer la reproduction. Les deux projets proposent alors une responsabilisation de l'individu et des couples dans le domaine de la procréation qui repose sur un accès à l'information. Elle n'est certes pas délivrée exactement de la même manière, principalement par l'école puis par le médecin dans le cadre de la puériculture et principalement par le médecin et en partie par l'école pour ce qui est de l'eugénisme libéral, mais cela tient au stade de la reproduction choisi pour mener les opérations eugénistes. Pour Pinard, l'action eugéniste doit être mise en place principalement avant la procréation tandis que dans un cadre eugéniste libéral elle a lieu principalement entre la procréation et la naissance. Cette différence tient à deux éléments.

Le premier est la limitation technologique propre à l'époque de Pinard qui empêchait la construction d'un programme qui reposait sur des opérations majoritairement mises en place durant la grossesse.

Le second est la catégorisation du fœtus et de l'embryon par Pinard comme enfants, c'est-à-dire comme humains, qui interdit théoriquement des opérations d'interruption de grossesse pour cause de maladie ou malformation chez le fœtus, hors danger de

---

349 Nicholas AGAR, « Liberal Eugenics », *Public Affairs Quarterly*, 1998, vol. 12, n° 2, pp. 137-155, p. 137.

mort, du fait de la sacralisation de la vie humaine. Toutefois, la comparaison entre la puériculture et l'eugénisme libéral n'en devient pas impossible, car il est possible de considérer qu'Agar ne fait que déplacer le moment de la pratique de l'eugénisme, ce qui n'en change pas la nature pour les couples qui ne sacralisent pas la vie des fœtus et de l'embryon tout au long de leur développement. Les seules restrictions possibles ne peuvent reposer que sur des technologies qui seraient interdites. Ces restrictions, prévues par Agar, seraient décidées collectivement, c'est-à-dire dans le cadre d'un gouvernement représentatif, et ne dérogeraient pas aux principes du libéralisme selon Agar[350]. De ce fait, la distinction établie entre un « eugénisme autoritaire » et un « eugénisme libéral » n'apparaît pas comme étant fondamentalement étanche en ce que Pinard, classé par défaut dans la première catégorie, connaît des proximités théoriques au niveau de la dimension centrale de la seconde catégorie, à savoir l'information du couple et sa responsabilisation.

Cependant, une différence fondamentale existe entre les deux formes et s'inscrit précisément dans la manière dont le recours à l'eugénisme est prévu. La lecture des textes de Pinard nous amène en effet à considérer que le couple, dans une attitude prophylactique, utiliserait les technologies et techniques promues par l'Eugennétique alors que le couple reste libre d'utiliser ou non des technologies d'amélioration dans les réflexions d'Agar. Cette opposition s'enracine dans les finalités divergentes recherchées par les deux projets. Pinard croit que la connaissance des techniques eugénistes validées par la puériculture entraîne nécessairement leur utilisation, d'une part, parce qu'elles sont peu nombreuses et que les couples n'ont pas la possibilité de choisir entre beaucoup de techniques et, d'autre part, parce que chaque procréation est soumise à un calcul d'utilité sociale pour la société présente (rapport productivité estimée sur coût de la prise en charge par la société estimé) et future (crainte de la dégénérescence). Ainsi, l'enjeu collectif reste essentiel dans la puériculture telle que définie par Pinard. L'action du couple est comprise dans son rapport à l'état présent et à venir de la société. Cette lecture est étrangère à Agar qui n'effectue pas de lien entre

350 Nicholas AGAR, *Liberal Eugenics*, *op. cit.*, p. 15.

la décision du couple et des intérêts présents ou futurs de la société autrement que par les restrictions mentionnées et par des recommandations publiques[351]. La décision du couple se prend sur le fondement des préférences des membres qui le composent.

Intervient alors une précision de la pensée d'Agar qui est le concept de pluralisme. Il distingue le monisme du pluralisme en matière d'épanouissement de l'humanité. Le monisme correspond à la croyance selon laquelle il existerait une forme de vie préférable ou bonne dans l'absolu et qu'il conviendrait alors de tendre vers cet idéal :

> « *Monists think that there is one best way for human lives to be, and that judgements about how good a given life is depend on how close it comes to this ideal. Monism will demand that enhancement technologies be used to create humans as close as possible to the ideal state* »[352].

Quant au pluralisme, qu'Agar défend, il admet la diversité des manières de mener une vie telle que la personne souhaite la mener, sans qu'il existe une hiérarchie entre celles-ci : « *I endorse the type of pluralism linked by many with liberal views about the role of the state. Isaiah Berlin and John Rawls argue that there are many good ways for persons to be, none of which is objectively superior to all other ways.* »[353]. La puériculture est donc assimilable à un monisme, non pas parce qu'elle établit un modèle précis de vie unique à mener, mais parce qu'elle présente une orientation suffisamment restreinte de l'état du « bon » enfant à la naissance : « sain » ou exempt de toute pathologie. Le puériculteur n'envisage pas, par son calcul d'utilité, la possibilité

---

[351] Il est également possible que certaines techniques de diagnostic soient rendues obligatoires si une société décide de modifier son ordre juridique pour permettre la mise en pratique de technologies d'amélioration.

[352] Nicholas AGAR, *Liberal eugenics*, *op. cit.*, p. 100.

[353] *Ibid.*, p. 101. Un débat existe toutefois sur le problème d'homogénéisation de l'utilisation des technologies d'amélioration du fait de l'influence que les couples exerceraient entre eux. Voir Robert SPARROW, « Liberalism and Eugenics », *Australasian Journal of Philosophy*, septembre 2011, vol. 89, nº 3, pp. 499-517, p. 503, doi:10.1080/00048402.2010.484464.

que certaines vies non exemptes de toute pathologie à la naissance soient considérées comme suffisamment bonnes pour être menées. Une personne, par exemple, sourde-muette est comprise dans les malheureux. Or, cette personne dispose d'un répertoire de vies possibles à mener qui ne requièrent pas de manière significative l'ouïe ou la parole, c'est-à-dire des manières de vivre qui ne souffrent pas (excessivement) de gênes ou limitations provoquées par sa condition. Pour Agar, qui pense que les individus ont des perceptions différentes de la « bonne » vie, cette orientation conduit ainsi à une négligence, voire à la négation des préférences du couple.

À partir de cette comparaison, il est possible d'étudier les conséquences des divergences relevées entre la puériculture et l'eugénisme libéral à partir des questionnements éthiques posés par l'utilisation de dispositifs médicaux cités lorsqu'est discuté l'eugénisme libéral.

2.3.2. La sélection permise par le diagnostic préimplantatoire

Le diagnostic préimplantatoire est un procédé qui permet de tester les gènes d'embryons fécondés *in vitro* avec comme objectif de déceler dans un ou plusieurs d'entre eux de potentielles maladies génétiques ou facteurs favorisant leur apparition. Habermas indique que cette technique est liée à la question normative de la sélection de la vie humaine[354]. En effet, le couple a la capacité de choisir l'embryon qu'il souhaite voir être implanté pour réaliser la grossesse. Le diagnostic permet alors au couple de sélectionner l'embryon en fonction du critère médical de la présence d'une maladie héréditaire jugée particulièrement grave[355]. Le diagnostic préimplantatoire nourrit

---

354 Jürgen HABERMAS, *L'avenir de la nature humaine : vers un eugénisme libéral ?*, 2015.

355 Stéphanie COTE, Vardit RAVITSKY, Pavel HAMET et Chantal BOUFFARD, « Chapitre 7. Entre usages et polémiques, un argument en faveur

de nombreuses discussions relatives à son utilisation, que ce soit dans un cadre médical ou non[356]. La question posée par l'utilisation de ce type de dispositif est, ici, non pas de savoir si les embryons disposeraient d'un droit qui interdirait leur sélection sur la base du critère mentionné, voire l'interdiction de la pratique du diagnostic préimplantatoire, ou d'un « droit de ne pas naître »[357]. La question traitée dans la suite de cette section est celle de la vision portée par Agar, en tant que représentant de l'eugénisme libéral, sur ces embryons. Autrement dit, la défense du diagnostic préimplantatoire implique-t-elle une catégorisation des embryons disposant d'une maladie génétique ou de facteurs favorisant son apparition similaire à celle que connaît la puériculture envers les « tarés » ?

D'abord, Agar n'est pas opposé à l'utilisation du diagnostic préimplantatoire. Il précise simplement que « *Practitioners of PGD* [*pre-implantation genetic diagnosis*] *are restricted to the combination that nature provides.* »[358]. Cette acceptation de la technologie s'explique, sur la base de la volonté générale d'amélioration défendue par Agar, par la possibilité, dans le cas où l'ensemble des embryons disposeraient de facteurs favorisant le développement d'une maladie héréditaire, de taire, c'est-à-dire de supprimer, le mal au sein de la vie qui aurait été vécue (« *cancelling out the wrong of the life that would have been lived* »[359]). Si au moins un embryon ne présente pas ces facteurs, le couple peut alors sélectionner cet embryon, ce qui apparaîtrait comme le choix de la plupart des couples qui choisiraient d'avoir recours au diagnostic préimplantatoire[360]. Une telle décision

---

d'une clarification terminologique pour le diagnostic préimplantatoire », *Journal international de bioéthique et d'éthique des sciences*, 2015, Vol. 26, n° 4, pp. 137-150, p. 138.

[356] Stéphanie COTE, Vardit RAVITSKY, Pavel HAMET et Chantal BOUFFARD, « Chapitre 7. Entre usages et polémiques, un argument en faveur d'une clarification terminologique pour le diagnostic préimplantatoire », *op. cit.*

[357] Olivier CAYLA et Yan THOMAS, *Du Droit de ne pas naître : à propos de l'affaire Perruche*, Paris, Gallimard, Le débat, 2002.

[358] Nicholas AGAR, *Liberal eugenics*, *op. cit.*, p. 28.

[359] Nicholas AGAR, « Liberal Eugenics », *op. cit.*, p. 138.

[360] Le couple peut néanmoins, sous certaines conditions, sélectionner un embryon disposant de facteurs favorisant l'apparition d'une maladie génétique décelés

semble déterminée par l'idée, pour les couples, qu'un enfant né avec un handicap connaîtrait des peines particulières ou provoquerait des peines pour ses parents. Cette idée n'est pas surprenante en ce qu'un handicap est, par définition, une limitation subie par la personne de manière temporaire ou permanente. De ce fait, il apparaît que le diagnostic préimplantatoire sous-tende la possibilité d'éviter, par sélection, la naissance de malheurs (la maladie génétique) et de malheureux dans l'acception qu'en a Pinard.

C'est précisément parce que les porteurs de certaines pathologies, pour Agar, ou certains traits, pour Pinard, sont considérés comme malheureux ou (plus) enclins à l'être dans les situations dans lesquelles ils connaissent un handicap qu'Agar précise que l'utilisation des technologies ne doit pas se faire dans le but de produire des handicaps[361]. Cette affirmation est justifiée au nom du pluralisme. Créer artificiellement des handicaps jugés lourds restreint significativement l'éventail des manières de vivre possibles, ce qui rend alors la pratique du diagnostic contraire au pluralisme.

La distinction entre la puériculture, moniste, et l'eugénisme libéral tel que défini par Agar, pluraliste, n'empêche pas d'aboutir à une conception similaire des porteurs des éléments dont l'absence chez les futurs enfants fonctionne comme la base morale des réflexions de Pinard et d'Agar. Dans le cas d'un diagnostic préimplantatoire qui révèle l'existence de facteurs favorisant l'apparition d'une maladie génétique ou plus directement une maladie génétique sur une partie des embryons, si, sur la base de cette connaissance, le couple concerné sélectionne un embryon « sain », la sélection s'apparente alors à un remplacement[362] caractéristique de l'eugénisme du XIXe siècle et du XXe siècle. Ce remplacement apparaît alors comme un point commun structurel de la puériculture et de l'eugénisme libéral tel que défini par Agar en ce qui concerne le diagnostic

---

361 Nicholas AGAR, *Liberal Eugenics*, *op. cit.*, p. 101.

362 Pierre MALLIA et Henk Ten HAVE, « Chapitre 1. Eugenics and the New Genetics », *Journal International de Bioéthique*, 2003, Vol. 14, n° 3, pp. 15-32, p. 31.

préimplantatoire. Ce remplacement n'est cependant pas systématique puisque le couple a la possibilité de ne pas sélectionner un embryon « sain » ou de ne pas avoir recours au diagnostic préimplantatoire.

La confrontation de la puériculture aux questionnements éthiques actuels liés à ce qui est appelé l'eugénisme libéral met en lumière le monisme de la théorie sociale de Pinard et ses conséquences sur les choix des procréateurs alors compris dans leurs effets sur la communauté dans son ensemble. Le pluralisme défendu par Agar apparaît alors plus respectueux des préférences des individus puisqu'elles représentent, dans des limites choisies collectivement, les seules variables déterminantes dans le choix du couple. Néanmoins, au-delà de cette différence, l'exemple du diagnostic préimplantatoire montre que l'eugénisme libéral, tel que défini par Agar, développe la même espérance prophylactique que l'obstétricien à travers la puériculture avant la procréation. Elle se base notamment sur la catégorisation des personnes malades ou handicapées comme malheureuses relativement à une situation du fait de cette maladie ou handicap. Cette perception n'implique toutefois pas une espérance de « prophylaxie parfaite », car l'eugénisme libéral a pour caractéristique fondamentale le pluralisme en ce qui concerne l'épanouissement humain. Par conséquent, l'existence chez une personne d'un handicap qui n'affecte pas négativement de manière trop importante l'ensemble de sa vie ne constitue pas une raison suffisante pour considérer qu'elle est systématiquement malheureuse. C'est pourquoi un couple peut non seulement choisir quelle technologie, thérapeutique ou sélective, il souhaite utiliser sur l'embryon ou le fœtus, mais également s'il désire en utiliser une, que ce dernier soit atteint d'une maladie ou non. À l'inverse de ce que pense Pinard, le malheureux peut ne l'être qu'occasionnellement et pas nécessairement continuellement d'après Agar. Tenter d'éviter systématiquement le développement d'embryons ou fœtus, susceptibles de favoriser l'apparition d'une maladie génétique ou toute autre anomalie, apparaît alors comme inutile du point de vue d'Agar.

Ensuite, il existe une divergence de vues sur le rôle du médecin. De gardien, le médecin devient la personne exécutant des opérations médicales relatives aux technologies d'amélioration choisies par la patientèle, voire à « une position subalterne et offensante de prestataire de service »[363]. Cependant, il est également possible de constater que, dans les deux configurations, le médecin est celui qui permet d'éclairer le couple et de réaliser une procréation rationnelle, c'est-à-dire éloignée de la « Providence » et du « Hasard ».

Conclusion de la partie

Plusieurs éléments peuvent être déduits de l'analyse effectuée dans cette partie.

Premièrement, le fait qu'Adolphe Pinard écrive et développe son eugénisme sur une longue période signifie qu'il a pensé sa théorie alors que d'autres réflexions et propositions concurrentes étaient publiées. Bien qu'il lui arrive rarement de citer d'autres penseurs eugénistes, sa présence dans de nombreux cercles de réflexion et de discussion lui a permis de rencontrer des idées eugénistes alternatives. Celles-ci se basent parfois sur un paradigme biologique radicalement différent de celui du puériculteur en ce qu'il pense l'hérédité tout en négligeant, plus ou moins fortement, la transmission héréditaire des caractères acquis. S'ajoute parfois une hiérarchisation des « races » qui sont théorisées et comparées dans le champ scientifique à cette époque. Cette forme de l'eugénisme, principalement présente dans les pays anglo-saxons et en Allemagne, se distingue alors de la puériculture du fait de cette différence paradigmatique. Pinard creuse davantage la séparation, non seulement par l'affirmation de la capacité universelle de la puériculture à améliorer les populations, et son déploiement, mais également en défendant le fait qu'elle peut servir d'appui sur lequel réaliser un respect altruiste de l'humanité et d'autrui.

---

363 Anne CAROL, *Histoire de l'eugénisme en France*, *op. cit.*, p. 355.

Deuxièmement, cette prétention à l'universel questionne l'influence de Charles Richet sur la pensée et les travaux de Pinard. Il est cité de manière élogieuse et présenté comme ayant décrit une théorie dont la puériculture ne serait qu'une étape. Cependant, les désirs d'élimination du lauréat du prix Nobel semblent difficilement compatibles avec la position déontologique de Pinard. Deux explications contradictoires sont possibles. La première est qu'une différence notable existe entre les mots et les actes ou volontés de l'obstétricien, bien plus séduit qu'il ne le dit par un projet plus coercitif et attentatoire à l'intégrité des « tarés ». Cette hypothèse se défend notamment à partir d'une affirmation d'Anne Carol que nous n'avons pas pu vérifier. La seconde hypothèse prétend que la position déontologique de Pinard et le programme de Richet ne sont pas théoriquement incompatibles si, et seulement si, un ordre lexical est respecté en ce qui concerne la mise à exécution des deux théories, ce qui rend inutile l'atteinte physique aux « dégénérés ».

Quoi qu'il en soit, les nombreuses différences théoriques recensées font passer l'eugénisme de Pinard comme modéré, ce qu'il n'est pas, lorsqu'il est comparé aux autres propositions qui lui sont contemporaines. Toutefois, cette modération attribuée à l'eugénisme de Pinard ne parvint pas à dissimuler ses vulnérabilités en particulier son incapacité à atteindre son objectif d'inversion du processus évolutif, qui entraîne selon Pinard une dégénérescence de l'espèce humaine, tout en garantissant un respect et un bonheur à chaque individu. La proposition de loi de Pinard, mais également l'utilitarisme négatif qu'il développe cristallisent les défauts théoriques de la puériculture. Si la proposition peut être comprise comme un errement ponctuel d'un homme âgé qui considère qu'il est nécessaire d'agir plus vite ou plus radicalement, le sacrifice inhérent à son utilitarisme négatif empêche la réalisation simultanée de ses deux objectifs ; bien que son objectif principal, la conservation et l'amélioration de l'espèce, ne soit pas irréalisable selon cette critique. Autrement dit, la puériculture, avec l'ajout d'éléments coercitifs, notamment illustrés par la proposition de loi tendant à l'instauration d'un certificat prénuptial, est un « collectivisme »[364]. L'amélioration génétique de la population est d'abord pensée par rapport au bien-être apporté par la prévention d'une naissance au reste de la population.

Troisièmement, les tentatives d'instauration de certificats par Pinard illustrent ce que Carol a nommé la « tentation du pouvoir » au sujet des médecins eugénistes de la fin du XIXe siècle et du début du XXe siècle. Ce pouvoir, ce n'est pas celui d'une éducation (nationale), de structures d'enseignement d'un nouveau corps de métier, puériculteur, ou de la conviction du bien-fondé des propositions et règles de vie hygiénique de la puériculture. Ce pouvoir, c'est celui de la coercition de l'État. Or, le recours à un tel pouvoir signifie qu'il est possible de se passer du consentement de la population vis-à-vis de l'eugénisme pratiqué ou de certaines mesures. Dans le cas de la proposition de loi du médecin, le consentement est néanmoins recueilli par le biais du processus législatif. Néanmoins, un tel choix revient à abandonner la simple éducation d'un instinct et d'y ajouter la programmation de son utilisation[365], c'est-à-dire introduire une force extérieure (le médecin en lien avec l'État) là où ne régnait que le choix individuel éclairé. Plus qu'une intrusion de la société et du savoir médical dans la sphère de l'intime, c'est un rejet de la raison individuelle, au profit de la raison hygiéniste à l'échelle de la société, pourtant promue auparavant. Cette intrusion de l'État nous permet de nous demander si l'imprégnation de l'idéal de la puériculture par l'éducation relèverait chez Pinard davantage d'une propagande eugéniste que de l'information dans le but d'éclairer l'individu. C'est justement pour éviter la réalisation d'un tel glissement que John Stuart Mill[366] et Herbert

[364] Dan WIKLER, « Can We Learn From Eugenics? », *in* Alison K. THOMPSON et Ruth F. CHADWICK (dir.), *Genetic Information – Acquisition, Access, and Control*, Kluwer Academic Publishers, 1999, pp. 1-16, p. 10.

[365] Anne CAROL, « Les enfants de l'amour : à propos de l'eugénisme au XIXe siècle », *Romantisme*, 1990, vol. 20, n° 68, pp. 87-95, p. 93, doi:10.3406/roman.1990.6128.

[366] John Stuart MILL, *De la liberté*, Charles BROOK DUPONT-WHITE (trad.), Guillaumin et Cie, 1860, p. 291-292.

Spencer[367] s'opposaient à une éducation étatisée, dans le cadre de leur conception négative de la liberté[368], qui ne fait que contribuer à un modelage de l'individu à partir d'une morale dictée par l'État et non acquise par lui-même et sa raison. Ce revirement illustre l'ambiguïté du positionnement d'Adolphe Pinard entre, d'un côté, une théorie des bonnes méthodes pour voir naître des enfants en meilleure santé possible et pour leur prodiguer le meilleur développement possible et, d'un autre côté, un contrôle plus strict et précis du sujet pour, selon lui, orienter l'humanité vers le chemin de son salut. Cette ambiguïté ne s'exprime pas au travers de propositions contradictoires ou par une alternance de propositions « modérées » et de propositions « dures », mais par la promotion d'un projet quasi cohérent de mesures dont la mise en œuvre est suffisamment peu détaillée pour certaines qu'il est possible d'obtenir plusieurs configurations différentes de la société à partir dudit projet. Si Pinard prend le soin de préciser des limites à l'action de son eugénisme, elles ne forment pas des garde-fous qui, s'ils n'étaient pas respectés, empêcheraient la mise en place de politiques publiques inspirées de la puériculture.

Quatrièmement, dans l'œuvre de Pinard, l'imbrication de la procréation au sein du destin collectif est pensée dans un rapport de subordination de la première aux intérêts du second. Ce rapport est pensé dans une conception moniste de l'épanouissement de l'humain qui, comme nous le montre l'eugénisme libéral, n'est pas le propre de l'eugénisme. Le monisme de Pinard conduit alors à généraliser le malheur que peut éprouver une personne « tarée ». La tare est l'élément essentiel d'apparition d'un handicap. Or, tous les handicaps, *a fortiori* temporaires, mais aussi les handicaps permanents,

---

367 Herbert SPENCER, *De l'Éducation intellectuelle, morale et physique*, Édition populaire., Paris, 1880.

368 La doctrine de Mill est le plus souvent résumée à cette citation : « Sur lui-même, sur son corps et sur son esprit, l'individu est souverain »John Stuart MILL, *De la liberté*, *op. cit.*, p. 115. Pour ce qui est de Spencer, sa conception de liberté négative est définie à travers ce qu'il appelle la « *law of equal freedom* » définie comme le fait que « *every man may claim the fullest liberty to exercice his faculties compatible with the possession or like liberty to every other man* » Herbert SPENCER, *Social Statics, or The Conditions Essential to Happiness Specified, and the First of them Developed*, New York, Robert Schalkenbach Foundation, 1951 [1851], p. 69.

n'affectent pas l'ensemble des activités de la vie. Par exemple, une personne muette peut apprécier une séance de cinéma sans que son mutisme n'intervienne dans cette expérience. Pinard considère pourtant que le handicap produit au niveau individuel une désutilité qui ne peut pas être compensée par la somme des utilités générées, toujours au niveau individuel, par les activités au cours desquelles l'individu est handicapé et des activités au cours desquelles il ne l'est pas. Le pluralisme apporté par l'eugénisme libéral défie cette lecture en montrant le caractère situationnel du handicap et, surtout, le large éventail de possibilités de mener sa vie. De surcroît, il est possible de penser la réduction de la désutilité provoquée par le handicap par des politiques d'aménagement du territoire ou de redistribution, ce que propose justement Pinard.

Conclusion

La Puériculture est ainsi bien plus qu'une simple réflexion sur l'avancement de la société, un programme politique ou une pratique de la médecine. C'est une théorie sociale dont l'application sous-tend une transformation radicale des institutions, mais aussi de l'individu. Le risque d'une dégénérescence irréversible fait peser sur chacun la responsabilité de la sauvegarde de l'espèce. Le modelage de l'individu doit alors être total, c'est-à-dire à la fois physiquement et mentalement. Le choix du partenaire et les conditions de la procréation apparaissent comme les points centraux des réflexions de Pinard. Si l'engrenage qui conduit à l'apparition des « tarés » diffère selon la classe sociale, comme l'illustre l'exemple des mères qui ne « veulent » pas et celles qui ne « peuvent » pas désignant alors les bourgeoises et les ouvrières, le puériculteur imagine un système de contrôle individuel et collectif quasi homogène. Ce point nous indique qu'il existe pour Pinard différents groupes d'individus. Effectivement, Adolphe Pinard définit tout au long de ses réflexions différents types d'individus particuliers qui connaissent des attentes et processus de subjectivation particuliers. L'optique foucaldienne montre que la puériculture conceptualise une forme de pouvoir exercé à travers la régulation de l'environnement naturel et artificiel[369]. Cette régulation est mise en œuvre au sein de deux institutions disciplinaires : l'école et la puériculture. L'enseignement et l'examen qui y sont promus sont ce que Foucault appelle des disciplines qui provoquent une normalisation. La notion désigne l'assujettissement de la conduite de l'individu à des normes établies, ici, par le corps médical et considérées comme des modèles comportementaux[370]. L'objectif recherché est la reconduction des disciplines par le corps discipliné. Le processus de normalisation touche à la sexualité des couples. Les

[369] Michel FOUCAULT, *Sécurité, territoire, population : cours au Collège de France, 1977-1978*, Paris, Seuil : Gallimard, Hautes études, 2004.
[370] Bertrand MAZABRAUD, « Foucault, le droit et les dispositifs de pouvoir », *op. cit.*, p. 148.

disciplines recoupent l'ensemble des pratiques et techniques prophylactiques à mettre en œuvre de manière systématique afin d'accomplir « la conservation et l'amélioration de l'espèce ». Pour Pinard, elles sont justifiées par un principe à prétention scientifique : la dégénérescence évitable de l'espèce, et par un principe moral : la prévention de malheurs individuels et collectifs.

Ce dernier nous a amenés à révéler deux fils directeurs de la puériculture : l'eugénisme négatif avant la procréation et la sacralisation de la vie. Ils sont à l'origine d'une singularisation de la puériculture dans le paysage eugéniste de son époque, ce qui n'a pas empêché l'obstétricien de regrouper autour de lui et d'avoir des disciples qui adhèrent à son eugénisme, comme Sicard de Plauzoles[371]. Notre comparaison pourrait laisser croire que la puériculture serait un eugénisme modéré. Or, elle est le prélude à la « sélection humaine » de Richet et non une forme atténuée d'eugénisme négatif. De plus, les certificats et la visite prénuptiale obligatoires proposés ne répondent pas à une préoccupation libérale qui aurait pour but de borner la liberté des individus et des couples pour garantir des « droits de l'enfant ». Ils forment une entreprise de restriction des libertés individuelles dans une optique de contrôle des populations par le médecin, allié de l'État, voire fonctionnaire. Surtout, ils supposent la nécessité d'une régulation substantielle des unions qui s'oppose à la croyance en l'éducation et en la civilisation de l'instinct de reproduction comme seul processus nécessaire à la conservation de l'espèce.

En dernier lieu, notre recherche s'est portée sur la confrontation entre la puériculture, telle que définie par Pinard, et quelques caractéristiques de l'eugénisme libéral, à partir des propos de Nicholas Agar. Il en ressort que le caractère moniste de la conception de la « vie bonne » du médecin est en contraste avec la position pluraliste défendue par Agar. Le monisme contribue, par définition, à une hiérarchisation des manières de vivre par la désignation plus ou moins précise de ce qu'est une vie « bonne ». De sorte que chez Pinard, il y a plus qu'une

---

[371] Eric HELLO, *Les Néomalthusiens français et les sciences biomédicales (1880-1940)*, France, Université de Bordeaux, 2016.

discrimination entre le sain et le pathologique, mais un refus de l'individualité du pathologique. Charles Mills affirme que les contractualistes classiques développent des théories du contrat social qui entendent réguler les relations entre les personnes blanches. Le reste de la population est alors soumis à un contrat informel, souvent tacite, qui rend possibles sa discrimination et son exploitation par les blancs[372]. La puériculture n'est pas une théorie du contrat social puisqu'elle ne décrit pas comment et sur quelles bases les humains élaborent une transition politique entre un état de nature et une société. Toutefois, elle peut s'inscrire dans une théorie aveugle aux effets de ce que Rawls et Dworkin [373] appellent des inégalités naturelles. Pinard présuppose que l'individu naturel ou normal est valide, c'est-à-dire qu'il ne dispose pas de ce qu'il considère être une tare. Cela le conduit à percevoir la personne en disposant comme un être différent de l'individu et à le comparer à cet individu. C'est alors sur la base de cette séparation que se fondent l'eugénisme négatif de la puériculture avant la procréation et le monisme de Pinard. La désutilité provoquée par une « tare » non traitable thérapeutiquement est nécessairement supérieure, d'un point de vue individuel, à la somme des utilités ressenties, car, d'après le médecin, il y a une différence de nature entre le sain et le pathologique. Lorsque la réinstauration du normal [374] est impossible, l'absence est promue par le puériculteur, qu'importe la « tare ». Si nous sommes amenés à penser que l'eugénisme libéral produit également une représentation des personnes atteintes de pathologies jugées graves et incurables comme malheureuses, il n'induit pas une hiérarchie morale aussi stricte des vies et de la manière dont elles peuvent être menées.

La Puériculture d'Adolphe Pinard nous enjoint à nous poser la question de la place que se donne la communauté, à travers ses organes, dans la régulation des comportements en société et plus particulièrement ceux de l'individu qui est l'élément à partir

---

[372] Charles W. MILLS, *The Racial Contract*, Ithaca and London, Cornell University Press, 1997.

[373] Ronald DWORKIN, *Sovereign Virtue: the Theory and Practice of Equality*, Cambridge, Mass, Harvard University Press, 2000.

[374] Georges CANGUILHEM, *Le Normal et le pathologique*, Paris, Presses Universitaires de France, 1966, doi:10.3917/puf.cangu.2013.01.

duquel elle est bâtie. Il s'agit de la question politique par excellence dans une société caractérisée par l'existence d'un État. L'État peut-il restreindre les libertés individuelles à partir du moment où la société a un objectif à atteindre ? S'il le peut, comment peut-il s'y prendre ? À ces interrogations, Pinard répond qu'il n'est pas possible de se passer complètement de l'individu. Il faut l'intégrer et le modeler pour qu'il puisse, de lui-même, accomplir l'objectif collectif. L'État est un formateur qui a ainsi pour mission, pour le puériculteur, de diriger, par l'éducation et la coercition, chacun dans la mission qu'il lui confie.

Bibliographie

Références comprenant Adolphe Pinard comme auteur ou intervenant :

PINARD Adolphe, « Le rôle de l'École dans la civilisation de l'instinct sexuel. Conférence faite à la Société Française de Pédagogie le 27 novembre 1924 », *La Prophylaxie antivénérienne*, 1930, vol. 2, n° 3, pp. 180-189.

PINARD Adolphe, « À la jeunesse, pour l'avenir de la race française », *Ligue Nationale Française contre le Péril Vénérien*, 1925.

PINARD Adolphe, « Lettre préface », *in L'Éducation sexuelle*, Félix Alcan, 1918, pp. 3-10.

PINARD Adolphe, « Les droits de l'enfant », *Annales de gynécologie et d'obstétrique*, juin 1917, tome XII, n° 2, pp. 513-517.

PINARD Adolphe, « La Guerre et la défense de l'enfant. Avant sa naissance et dans le premier âge », *in La Guerre et la vie de demain*, Alliance d'hygiène sociale, 1915, pp. 88-126.

PINARD Adolphe, « L'avenir de la race humaine », *Revue scientifique*, 1914, vol. 52, n° 1, pp. 769-776.

PINARD Adolphe, « L'Eugennétique », *in Congrès de l'Alliance d'hygiène sociale*, Paris, Alliance d'hygiène sociale, 1913, pp. 239-305.

PINARD Adolphe, « Considérations générales sur « La Puériculture avant la procréation » (Résumé.) », *in Problems in Eugenics : Papers Communicated to the First International Eugenics Congress Held at the University of London, July 24th to 30th, 1912*, London, 1912, pp. 457-458.

PINARD Adolphe, « De l'Eugennétique », *Annales de gynécologie et d'obstétrique*, 1912, IX, n° 1, deuxième série, pp. 705-717.

PINARD Adolphe, « De l'avortement soi-disant thérapeutique chez les femmes tuberculeuses en état de gestation », *Annales de gynécologie et d'obstétrique*, 1912, IX, n° 1, pp. 321-330.

PINARD Adolphe, « De la dépopulation en France », *Revue scientifique*, 1910, vol. 48, n° 2, pp. 129-133.

PINARD Adolphe, « De la puériculture », *in Bulletin des Amis de l'Université (extrait)*, Lyon, Société des Amis de l'Université Lyonnaise, 1908.

PINARD Adolphe, « Rapport sur la préservation des nourrices et des nourrissons contre la syphilis », *Bulletin mensuel de la Société française de prophylaxie sanitaire et morale*, 1905, pp. 202-223.

PINARD Adolphe, *La Puériculture du premier âge. Nourriture - Vêtement - Hygiène*, 1ère édition., Paris, Armand Colin, 1904.

PINARD Adolphe, « De la Pédagogie dans ses rapports avec la démocratie », *in Assemblée générale de l'Association amicale des instituteurs et institutrices publics laïques de l'Aube*, Troyes, Association Amicale des Instituteurs et Institutrices publics laïques de l'Aube., 1903, pp. 3-16.

PINARD Adolphe, « Des rapports de l'hygiène avec l'instruction et l'éducation », *Revue scientifique*, 1901, vol. 38, n° 2, 4 - tome XVI, pp. 449-456.

PINARD Adolphe, « Du fœticide », *in Leçon de réouverture faite à la clinique Baudelocque*, Paris, Steinheil, 1901, pp. 3-29.

PINARD Adolphe, « De la conservation et de l'amélioration de l'espèce », *Revue scientifique*, 1899, vol. 11, n° 6, 4, pp. 167-174.

PINARD Adolphe, *Clinique obstétricale*, Paris, Steinheil, 1899, 534 p.

PINARD Adolphe, « De la Puériculture », *Revue scientifique*, 1897, vol. 34, n° 2, 4 - tome VIII, pp. 135-140.

PINARD Adolphe, « A propos du développement de l'enfant », *Revue scientifique*, 1896, vol. 33, n° 1, 4 - tome V, pp. 109-111.

PINARD Adolphe, « Note pour servir à l'histoire de la puériculture », *Revue d'hygiène*, 1895.

PINARD Adolphe, « Préface », *in* Lucien NASS (dir.), *Pauvres docteurs ! : mœurs médicales*, Paris, Albin Michel, p. V-XIII.

PINARD Adolphe et RICHET Charles, « Compte-rendu sommaire sur Rapport de MM. les Professeurs Pinard et Ch. Richet - Sur les causes physiologiques de la diminution de la natalité en France », *Bulletin de l'Alliance nationale pour l'accroissement de la population française*, 1903, n° 18, pp. 468-472.

« Discussion sur la propagande anticonceptionnelle », *Bulletin mensuel de la Société française de prophylaxie sanitaire et morale*, 1909, n° 1, pp. 249-269.

Bulletin mensuel de la Société française de prophylaxie sanitaire et morale, Paris, Rueff, 1904, URL : http://gallica.bnf.fr/ark:/12148/cb344249939/date.

Références originellement publiées entre 1800 et 1895 :

COMTE Auguste, *Premiers cours de philosophie positive : préliminaires généraux et philosophie mathématique*, Paris, Presses universitaires de France, Quadrige, 2007 [1830].

DARWIN Charles, *L'Origine des espèces*, Edmond BARBIER (trad.), Sixième édition., Librairie C. REINWALD, Schleicher Frères éditeurs, 1906 [1872].

DUVAL Mathias, *Le Darwinisme ; leçons professées à l'Ecole d'anthropologie*, Delahaye et Lecrosnier, Bibliothèque anthropologique, 1886, 576 p., URL : https://books.google.to/books?id=EgsFAAAAYAAJ.

LAMARCK Jean-Baptiste, *Philosophie zoologique*, Paris, Dentu, 1809, 451 p.

LITTRE Émile, *Auguste Comte et la philosophie positive*, Paris, Louis Hachette, 1863, n° 1, 688 p., URL : http://gallica.bnf.fr/ark:/12148/bpt6k954949.

MILL John Stuart, *De la liberté* [*On Liberty*], Charles BROOK DUPONT-WHITE (trad.), Guillaumin et Cie, 1860 [1859], 309 p.

MOREL Bénédict Augustin, *Traité des dégénérescences physiques, intellectuelles et morales de l'espèce humaine*, Paris, Jean-Baptiste Baillière, 1857.

QUETELET Adolphe, *Sur l'Homme et le développement de ses facultés, ou Essai de physique sociale*, Paris, Bachelier, 1835, 327 p., URL : http://gallica.bnf.fr/ark:/12148/bpt6k81570d.

SIMON Jules, *De l'Initiative privée et de l'État en matière de réformes sociales : conférence faite au Grand-Théâtre de Bordeaux, le 7 novembre 1891*, Bordeaux, impr. de G. Gounouilhou, 1892, 20 p.

SPENCER Herbert, *Social Statics, or The Conditions Essential to Happiness Specified, and the First of them Developed*, New York, Robert Schalkenbach Foundation, 1951 [1851].

SPENCER Herbert, *De l'Éducation intellectuelle, morale et physique*, Édition populaire., Paris, 1880 [1860].

ZOLA Émile, « Aux Mères Heureuses », *Le Figaro*, 18 avril 1891.

Références originellement publiées entre 1895 et 1939 :

AVRIL DE SAINTE-CROIX Adrienne, *L'Éducation sexuelle*, Paris, Félix Alcan, 1918, 40 p., URL : http://gallica.bnf.fr/ark:/12148/bpt6k856339v.

BAUER Arthur, *La Conscience collective et la morale*, Paris, Librairie Félix Alcan, 1912.

BERTILLON Jacques, *La Dépopulation de la France : ses conséquences, ses causes, mesures à prendre pour la combattre*,

Paris, Félix Alcan, Bibliothèque générale des sciences sociales, n° XXXVIII, 1911, 346 p.

BERTILLON Jacques, *Le Problème de la dépopulation*, 1897.

COSSIRA Henry, « Le Pr Pinard, Puériculteur », *Le Monde illustré*, 10 mars 1934, p. 2.

DENIKER J., « Les Races de l'Europe », *Bulletins de la Société d'anthropologie de Paris*, 1897, vol. 8, n° 1, pp. 291-302, doi:10.3406/bmsap.1897.5707.

HUXLEY Aldous, *Le Meilleur des mondes*, Paris, Plon : Presses Pocket, 1999 [1932].

KNIGHT Frank, *Risk, Uncertainty, and Profit*, Boston and New York, Houghton Mifflin Company, 1921.

RICHET Charles, *La Sélection humaine*, Paris, F. Alcan, Bibliothèque scientifique internationale, n° 122, 1919, 262 p., URL : http://gallica.bnf.fr/ark:/12148/bpt6k54480276.

VACHER DE LAPOUGE Georges, *Les Sélections sociales, cours libre de science politique professé à l'Université de Montpellier, 1888-1889*, Paris, A. Fontemoing, 1896.

ZOLA Émile, *Fécondité : Les Quatre Évangiles I*, 2015 [1899], 556 p.

ZOLA Émile, « Dépopulation », *Le Figaro*, 23 mai 1896.

« Discussion sur la propagande anticonceptionnelle », *Bulletin mensuel de la Société française de prophylaxie sanitaire et morale*, 1909, n° 1, pp. 249-269.

Bulletin mensuel de la Société française de prophylaxie sanitaire et morale, Paris, Rueff, 1904.

La Culture Physique, volume 1, n°1, février 1904.

Journal officiel de la République française : compte rendu in-extenso, Débats parlementaires, Chambre des députés, Paris, Impr. du Journal officiel, 1920, 32 p.

Journal officiel de la République française : compte rendu in-extenso, Débats parlementaires Chambre des députés, Paris, Impr. du Journal officiel, 1924, 8 p.

Journal officiel de la République française : compte rendu in-extenso, Débats parlementaires, Chambre des députés, Paris, Impr. du Journal officiel, 1926, 44 p.

Autres références :

ADAMS Mark B. (dir.), *The Wellborn Science: Eugenics in Germany, France, Brazil, and Russia*, New York, Oxford University Press, Monographs on the history and philosophy of biology, 1990, 242 p.

AGAR Nicholas, *Liberal Eugenics: in Defence of Human Enhancement*, Malden, MA, Blackwell Pub, 2005, 205 p.

AGAR Nicholas, « Liberal Eugenics », *Public Affairs Quarterly*, 1998, vol. 12, n° 2, pp. 137-155.

ARMENGAUD André, « L'Attitude de la société à l'égard de l'enfant au XIXe siècle », *Annales de démographie historique*, 1973, vol. 1973, n° 1, pp. 303-312, doi:10.3406/adh.1973.1197.

BECCHIA Alain, « Les milieux parlementaires et la dépopulation de 1900 à 1914 », *Communications*, 1986, vol. 44, n° 1, pp. 201-246, doi:10.3406/comm.1986.1660.

BONNET Jocelyne, « NAITRE DANS LES CHOUX : Une approche ethnologique de ce mythe culturel », *Civilisations*, 1987, vol. 37, n° 2, pp. 103-118.

BRAUER Fae et CALLEN Anthea (dir.), *Art, Sex and Eugenics: Corpus Delecti*, Aldershot, England; Burlington, VT, Ashgate, 2008, 298 p.

CAHEN Fabrice, « De l'« efficacité » des politiques publiques : la lutte contre l'avortement « criminel » en France, 1890-1950 », *Revue d'histoire moderne et contemporaine*, 2011, vol. 58-3, n° 3, pp. 90-117, doi:10.3917/rhmc.583.0090.

CANGUILHEM Georges, *Le Normal et le pathologique*, Paris, Presses Universitaires de France, 1966, doi:10.3917/puf.cangu.2013.01.

CAROL Anne, « Charles Richet, un eugéniste parmi d'autres ? », *in* Jérôme VAN WIJLAND (dir.), *Charles Richet (1850-1935)*, Presses universitaires de Rennes, 2015, pp. 91-104, doi:10.4000/books.pur.88561.

CAROL Anne, « Médecine et eugénisme en France, ou le rêve d'une prophylaxie parfaite (XIXe - première moitié du XXe siècle) », *Revue d'histoire moderne et contemporaine*, 1996, vol. 43, n° 4, pp. 618-631, doi:10.3406/rhmc.1996.1842.

CAROL Anne, *Histoire de l'eugénisme en France : Les médecins et la procréation, XIXe-XXe siècle*, Paris, Seuil, L'Univers historique, 1995, 381 p.

CAROL Anne, « Les enfants de l'amour : à propos de l'eugénisme au XIXe siècle », *Romantisme*, 1990, vol. 20, n° 68, pp. 87-95, doi:10.3406/roman.1990.6128.

CAVE Isabelle, « Hygiène, hygiénisme et politique de la santé publique à la fin du XIXe siècle en France », *Histoire des Sciences médicales*, 2015, vol. 49, n° 1, pp. 115-124.

CAYLA Olivier et THOMAS Yan, *Du Droit de ne pas naître : à propos de l'affaire Perruche*, Paris, Gallimard, Le débat, 2002, 175 p.

CITTON Yves et LOTY Laurent, « Penser ensemble les rapports entre individus et communautés à l'époque des lumières », *Dix-huitième siècle*, 2009, vol. 41, n° 1, pp. 4-26, doi:10.3917/dhs.041.0004.

COTE Stéphanie, RAVITSKY Vardit, HAMET Pavel et BOUFFARD Chantal, « Chapitre 7. Entre usages et polémiques, un argument en faveur d'une clarification terminologique pour le diagnostic préimplantatoire », *Journal international de bioéthique et d'éthique des sciences*, 2015, Vol. 26, n° 4, pp. 137-150.

CRISLER Jane Ellen, *'Saving the Seed': The Scientific Preservation of Children in France during the Third Republic*, University of Wisconsin-Madison, 1984.

DATE-TEDO Kiyonobu, *L'Histoire religieuse au miroir de la morale laïque au XIXe siècle en France*, Université Charles de Gaulle - Lille III, 2007, URL : https://tel.archives-ouvertes.fr/tel-00310953.

DE LUCA BARRUSSE Virginie, « Natalisme et hygiénisme en France de 1900 à 1940 : L'exemple de la lutte antivénérienne », *Population*, 2009, vol. 64, n° 3, pp. 531-560, doi:10.3917/popu.903.0531.

DESMONS Eric, « La République belliqueuse : La guerre et la constitution politique de la IIIe République », *Revue Française d'Histoire des Idées Politiques*, 2002, vol. 15, n° 1, p. 113, doi:10.3917/rfhip.015.0113.

DIXON Thomas, « La science du cerveau et la religion de l'Humanité : Auguste Comte et l'altruisme dans l'Angleterre victorienne », *Revue d'histoire des sciences*, 2012, vol. 65, n° 2, pp. 287-316, doi:10.3917/rhs.652.0287.

DOWBIGGIN Ian, « Degeneration and hereditarianism in French mental medicine 1840–90: psychiatric theory as ideological », *in* W. F BYNUM, Roy PORTER et Michael SHEPHERD (dir.), *The Anatomy of Madness: Essays in the History of Psychiatry*, London, Routledge, 1985, p. 336.

DROUARD Alain, « Aux Origines de l'eugénisme en France : le néo-malthusianisme (1896-1914) », *Population (French Edition)*, mars 1992, vol. 47, n° 2, p. 435, doi:10.2307/1533917.

DUNN P M, « Adolphe Pinard (1844-1934) of Paris and intrauterine paediatric care », *Archives of Disease in Childhood - Fetal and Neonatal Edition*, 13 octobre 2005, vol. 91, n° 3, pp. F231-F232, doi:10.1136/adc.2005.074518.

DWORKIN Ronald, *Sovereign Virtue: the Theory and Practice of Equality*, Cambridge, Mass, Harvard University Press, 2000, 511 p.

FOUCAULT Michel, *Naissance de la biopolitique : cours au Collège de France, 1978-1979*, Paris, Gallimard : Seuil, Hautes études, 2004, 355 p.

FOUCAULT Michel, *Sécurité, territoire, population : cours au Collège de France, 1977-1978*, Paris, Seuil : Gallimard, Hautes études, 2004, 435 p.

FOUCAULT Michel, *La volonté de savoir*, Paris, Gallimard, Histoire de la sexualité, 1976, n° 1, 211 p.

GAYON Jean, « « Hérédité des caractères acquis » », *in* Jean GAYON (dir.), *Lamarck, philosophe de la nature*, Presses Universitaires de France, 2006, pp. 105-163.

GREENE Gina, « Architecture, Medicalization, and the Aesthetics of Hygiene at the « Écoles maternelles » », *Canadian Bulletin of Medical History*, avril 2017, vol. 34, n° 1, pp. 9-41, doi:10.3138/cbmh.140-27012015.

GREENE Gina, « In the Garden of Puériculture: Cultivating the Ideal French Infant in Real and Imagined Landscapes of Care (1895–1935) », *Change Over Time*, 2016, vol. 6, n° 2, pp. 192-214, doi:10.1353/cot.2016.0013.

HABERMAS Jürgen, *L'Avenir de la nature humaine : vers un eugénisme libéral ?*, 2015.

HELLO Eric, *Les néo-malthusiens français et les sciences biomédicales (1880-1940)*, France, Université de Bordeaux, 2016.

HERSCHKORN Paule, « Adolphe Pinard et l'enfant à naître : L'invention de la médecine fœtale », *Devenir*, 1996, vol. 8, n° 3, pp. 77-87.

JORLAND Gérard, *Une société à soigner : hygiène et salubrité publiques en France au XIXe siècle*, Paris, Gallimard, Bibliothèque des histoires, 2010, 361 p.

KYMLICKA Will, *Contemporary Political Philosophy: An Introduction*, 2nd ed., Oxford; New York, Oxford University Press, 2002, 497 p.

LA VERGATA Antonello, « In the Name of Science: The Conceptual and Ideological Background of Charles Richet's Eugenics », *História, Ciências, Saúde-Manguinhos*, août 2018, vol. 25, pp. 125-144, doi:10.1590/s0104-59702018000300008.

LEFAUCHEUR Nadine, « La Puériculture d'Adolphe Pinard, une voie française de l'eugénisme », *in* Michel MANCIAUX et Ginette RAIMBAULT (dir.), *Enfance menacée*, Éditions de l'INSERM., 1992.

LEONARD Jacques, « Les Origines et les conséquences de l'eugénique en France », *Annales de démographie historique*, 1986, vol. 1985, n° 1, pp. 203-214, doi:10.3406/adh.1986.1633.

MALLIA Pierre et HAVE Henk Ten, « Chapitre 1. Eugenics and the New Genetics », *Journal International de Bioéthique*, 2003, Vol. 14, n° 3, pp. 15-32.

MANIN Bernard, *Principes du gouvernement représentatif*, Paris, Calmann-Lévy, Liberté de l'esprit, 1995, 319 p.

MAZABRAUD Bertrand, « Foucault, le droit et les dispositifs de pouvoir », *Cités*, 2010, vol. 42, n° 2, pp. 127-189, doi:10.3917/cite.042.0127.

MEZZANO Michael, « The Progressive Origins of Eugenics Critics: Raymond Pearl, Herbert S. Jennings, and the Defense of Scientific Inquiry », *The Journal of the Gilded Age and Progressive Era*, 2005, vol. 4, n° 1, pp. 83-97.

MILLS Charles W., *The Racial Contract*, Ithaca and London, Cornell University Press, 1997, 171 p.

NAY Olivier, *Histoire des idées politiques : la pensée politique occidentale de l'Antiquité à nos jours*, Deuxième édition., 2019, 652 p.

PARFIT Derek, *Reasons and Persons*, Oxford University Press, 1986, doi:10.1093/019824908X.001.0001.

PORTES Louis, *Éloge du professeur Adolphe Pinard (1844-1934) : prononcé à la clinique Baudelocque, le 12 novembre 1943*, Paris, Masson, 1943, 30 p., URL : http://gallica.bnf.fr/ark:/12148/bpt6k311478s.

RAWLS John, *A Theory of Justice*, Rev. ed., Cambridge, Mass, Belknap Press of Harvard University Press, 1999 [1971], 538 p.

RAWLS John, « La justice comme équité », *in A Theory of Justice* [1971], Catherine AUDARD (trad.), É-U., Cambridge, Massachusetts, Seuil, 1987, pp. 29-53.

ROLLET Catherine, « Les Prématurés au XIXe siècle : entre humanisme et technique », *in Accueillir le nouveau-né, d'hier à aujourd'hui*, 1001 bébés., Érès, 2013, p. 392, URL : https://www.cairn.info/accueillir-le-nouveau-ne-d-hier-a-aujourd-hui--9782749239118-page-191.htm.

SCHNEIDER William H., *Quality and Quantity: The Quest for Biological Regeneration in Twentieth-Century France*, Cambridge; New York, Cambridge University Press, Cambridge history of medicine, 1990, 392 p.

SCHNEIDER William H., « The Eugenics Movement in France, 1890-1940 », *in* Mark B. ADAMS (dir.), *The Wellborn Science: Eugenics in Germany, France, Brazil, and Russia*, New York, Oxford University Press, Monographs on the history and philosophy of biology, 1990, pp. 69-109.

SCHNEIDER William H., « L'Eugénisme en France : le tournant des années trente. », *Sciences sociales et santé*, 1986, vol. 4, n° 3, pp. 81-114, doi:10.3406/sosan.1986.1041.

SCHNEIDER William H., « Toward the Improvement of the Human Race: The History of Eugenics in France », *The Journal of Modern History*, 1982, vol. 54, n° 2, pp. 268-291.

SHAW David, *Genetic Morality*, Bern; New York, P. Lang, 2006, 211 p.

SHAW William H., « Utilitarianism », *in* Robert W. KOLB (dir.), *The Sage encyclopedia of business ethics and society*, Second edition., Los Angeles, SAGE reference, 2018, pp. 3518-3523.

SMART R. N., « NEGATIVE UTILITARIANISM », *Mind*, 1958, LXVII, n° 268, pp. 542-543, doi:10.1093/mind/LXVII.268.542.

SMITH George P., « Genetics, Eugenics, and Public Policy », *Southern Illinois University Law Journal*, 1985, vol. 10, n° 3, pp. 435-454.

SPARROW Robert, « Liberalism and Eugenics », *Australasian Journal of Philosophy*, septembre 2011, vol. 89, n° 3, pp. 499-517, doi:10.1080/00048402.2010.484464.

TAGUIEFF Pierre-André, « Eugénisme ou décadence ? L'exception française », *in* Gilbert MERLIO (dir.), *Ni gauche, ni droite*, Maison des Sciences de l'Homme d'Aquitaine, 1995, pp. 31-58, doi:10.4000/books.msha.19804.

TAGUIEFF Pierre-André, « L'Introduction de l'eugénisme en France : du mot à l'idée », *Mots*, 1991, vol. 26, n° 1, pp. 23-45, doi:10.3406/mots.1991.1592.

TURDA Marius, « Unity in Diversity. Latin Eugenic Narratives in Europe, c. 1910s-1930s », *Contemporanea*, 2017, n° 1, pp. 3-30, doi:10.1409/85978.

TURDA Marius et GILLETTE Aaron, *Latin Eugenics in Comparative Perspective*, London, Bloomsbury Academic, An imprint of Bloomsbury Publishing Plc, 2014, 306 p.

WALLE Etienne VAN DE, « La Fécondité française au XIXe siècle », *Communications*, 1986, vol. 44, n° 1, pp. 35-45, doi:10.3406/comm.1986.1653.

WEISS Sheila Faith, « The Race Hygiene Movement in Germany, 1904-1945 », *in* Mark B. ADAMS (dir.), *The Wellborn Science: Eugenics in Germany, France, Brazil, and Russia*, New York, Oxford University Press, Monographs on the history and philosophy of biology, 1990, pp. 8-68.

WIKLER Dan, « Can We Learn From Eugenics? », *in* Alison K. THOMPSON et Ruth F. CHADWICK (dir.), *Genetic Information – Acquisition, Access, and Control*, Kluwer Academic Publishers, 1999, pp. 1-16.

ZAREMBA Maciej, *De rena och de andra: om tvångssteriliseringar, rashygien och arvsynd*, Stockholm, Bokförlaget DN, 1999, 346 p.

ARTICLE L2213-1, *Interruption de grossesse pratiquée pour motif médical*, URL : https://www.legifrance.gouv.fr/codes/article_lc/LEGIARTI000024325480/.

Table des matières

Structures éditoriales du groupe L'Harmattan

L'Harmattan Italie
Via degli Artisti, 15
10124 Torino
harmattan.italia@gmail.com

L'Harmattan Hongrie
Kossuth l. u. 14-16.
1053 Budapest
harmattan@harmattan.hu

L'Harmattan Sénégal
10 VDN en face Mermoz
BP 45034 Dakar-Fann
senharmattan@gmail.com

L'Harmattan Cameroun
TSINGA/FECAFOOT
BP 11486 Yaoundé
inkoukam@gmail.com

L'Harmattan Burkina Faso
Achille Somé – tengnule@hotmail.fr

L'Harmattan Guinée
Almamya, rue KA 028 OKB Agency
BP 3470 Conakry
harmattanguinee@yahoo.fr

L'Harmattan RDC
185, avenue Nyangwe
Commune de Lingwala – Kinshasa
matangilamusadila@yahoo.fr

L'Harmattan Congo
67, boulevard Denis-Sassou-N'Guesso
BP 2874 Brazzaville
harmattan.congo@yahoo.fr

L'Harmattan Mali
ACI 2000 - Immeuble Mgr Jean Marie Cisse
Bureau 10
BP 145 Bamako-Mali
mali@harmattan.fr

L'Harmattan Togo
Djidjole – Lomé
Maison Amela
face EPP BATOME
ddamela@aol.com

L'Harmattan Côte d'Ivoire
Résidence Karl – Cité des Arts
Abidjan-Cocody
03 BP 1588 Abidjan
espace_harmattan.ci@hotmail.fr

Nos librairies en France

Librairie internationale
16, rue des Écoles
75005 Paris
librairie.internationale@harmattan.fr
01 40 46 79 11
www.librairieharmattan.com

Librairie des savoirs
21, rue des Écoles
75005 Paris
librairie.sh@harmattan.fr
01 46 34 13 71
www.librairieharmattansh.com

Librairie Le Lucernaire
53, rue Notre-Dame-des-Champs
75006 Paris
librairie@lucernaire.fr
01 42 22 67 13

www.ingramcontent.com/pod-product-compliance
Lightning Source LLC
LaVergne TN
LVHW010940051026
849532LV00003B/1060
* 9 7 8 2 3 4 3 2 4 4 3 8 9 *